中国居民营养素养核心信息及评价

主编　马冠生　朱文丽

人民卫生出版社
·北京·

图书在版编目（CIP）数据

中国居民营养素养核心信息及评价 / 马冠生，朱文丽主编 . —北京：人民卫生出版社，2023.5

ISBN 978-7-117-34767-9

Ⅰ. ①中… Ⅱ. ①马… ②朱… Ⅲ. ①居民 – 合理营养 – 研究 – 中国 Ⅳ. ①R151.4

中国国家版本馆 CIP 数据核字（2023）第 076068 号

人卫智网	www.ipmph.com	医学教育、学术、考试、健康，购书智慧智能综合服务平台
人卫官网	www.pmph.com	人卫官方资讯发布平台

中国居民营养素养核心信息及评价

Zhongguo Jumin Yingyang Suyang Hexin Xinxi ji Pingjia

主　　编：马冠生　朱文丽
出版发行：人民卫生出版社（中继线 010-59780011）
地　　址：北京市朝阳区潘家园南里 19 号
邮　　编：100021
E - mail：pmph @ pmph.com
购书热线：010-59787592　010-59787584　010-65264830
印　　刷：北京顶佳世纪印刷有限公司
经　　销：新华书店
开　　本：710×1000　1/16　印张：9
字　　数：166 千字
版　　次：2023 年 5 月第 1 版
印　　次：2023 年 5 月第 1 次印刷
标准书号：ISBN 978-7-117-34767-9
定　　价：49.00 元

打击盗版举报电话：010-59787491　E-mail：WQ @ pmph.com
质量问题联系电话：010-59787234　E-mail：zhiliang @ pmph.com
数字融合服务电话：4001118166　E-mail：zengzhi @ pmph.com

《中国居民营养素养核心信息及评价》

指导委员会

陈萌山　国家食物与营养咨询委员会　主任
孔灵芝　中国健康促进与健康教育协会　常务副会长兼秘书长
杨月欣　中国营养学会　理事长
王　挺　中国科普研究所　所长、党委书记

编写委员会

主　编

马冠生　北京大学公共卫生学院
朱文丽　北京大学公共卫生学院

副主编

许雅君　北京大学公共卫生学院
王军波　北京大学公共卫生学院

编　者

张召锋　北京大学公共卫生学院　　张雅琴　北京大学公共卫生学院
徐美虹　北京大学公共卫生学院　　尤　美　北京大学公共卫生学院
张　娜　北京大学公共卫生学院　　文　婧　北京大学公共卫生学院
周雅琳　北京大学公共卫生学院　　张晓玄　北京大学公共卫生学院
谭雨薇　北京大学公共卫生学院　　王若愚　北京大学公共卫生学院
刘　坦　北京大学公共卫生学院

咨询委员会（按姓氏汉语拼音排序）

序

营养是生命和健康的物质基础,我国居民的营养健康状况不断改善。为了进一步提升居民的营养健康水平,《中国食物与营养发展纲要(2014—2020年)》《"健康中国 2030"规划纲要》《国民营养计划(2017—2030年)》《健康中国行动(2019—2030年)》《全民健康素养促进行动规划(2014—2020年)》等多项国家政策均提出关注全生命周期的营养健康,提升国民营养素养水平。《国民营养计划(2017—2030年)》《健康中国行动(2019—2030年)》均提出,到 2030 年,居民营养健康知识知晓率要比 2022 年提高 10%。

营养素养是健康素养的重要组成部分,是个人获取、分析和理解基本营养信息和服务,并运用这些信息和服务做出正确营养决策,以维护和促进自身营养与健康的能力。营养素养包括基本营养知识和理念、健康生活方式与行为、基本技能三大部分。

居民营养素养的评估和监测意义重大,可及时反映居民营养素养的现状及存在的问题,评估国家相关食物与营养规划、政策和行动中提出的目标和要求的执行情况,是确保政策落实的有力措施,也是改善居民营养健康的重要指标。从 2008 年起,我国开展了首次全国居民健康素养调查,并逐步形成了居民健康素养监测体系,定期开展居民健康素养调查,为国家制定相关策略提供科学支撑。然而,目前的居民健康素养调查监测体系中,关于营养素养的内容偏少,尚不能全面反映我国居民营养素养的情况;另外,居民营养素养的调查评估缺乏统一和标准化的评价工具。因此,无法及时了解我国居民营养素养的情况及其变化,在评价国家营养行动计划实施效果时面临基线数据缺失等挑战。

基于此,北京大学公共卫生学院组织全国营养、食品安全、健康教育、疾病预防和临床等不同领域的专家,综合考虑我国的国情和饮食文化,不同地区、不同年龄居民的营养认知和需求特点,综述国内外文献政策及相关研究,遵循信息科学、重点突出、广泛动员的原则,依照规范程序,历经两年时间,制定了"中国居民营养素养核心信息及评价工具",并进行了检验和验证,形成了可以使用的调查工具。

"中国居民营养素养核心信息及评价工具"包含一般人群、学龄前儿童、学龄儿童、孕期妇女、哺乳期妇女和老年人6类不同人群的6套营养素养核心信息及评价工具,可以为卫生部门、学校、家庭、社区或其他相关单位提供科学、有效、实用、标准化的不同人群营养素养的评估工具,可在监测与改善居民营养素养、健康中国建设中发挥重要作用。本书全面介绍中国居民营养素养核心信息及评价工具的制定背景、意义、过程、验证、形成过程以及应用。希望此评估工具能被相关部门和社会各界广泛使用,以监测和评估我国居民营养素养水平,进一步促进居民营养素养的提升,促进健康中国建设。

中国健康促进与健康教育协会 常务副会长
2023 年 3 月

前言

营养素养是健康素养的重要组成部分,是个体获得、选择、制作和摄入食物所需要的能力,与人群膳食营养摄入及健康状况密切相关,并影响社区健康服务质量和卫生投入。

《健康中国行动(2019—2030年)》和《国民营养计划(2017—2030年)》均把"居民营养健康素养和营养健康知识知晓率得到明显提高"作为主要建设目标。然而,我国关于居民的营养素养目前还缺乏统一、标准化的测量评价工具,因此,无法科学评估和监测我国居民营养素养水平,也无法对国家相关计划、行动的实施效果进行有效评价。

为落实上述国家食物与营养规划、政策和行动中提出的目标和要求,提高我国居民营养素养水平,2019年北京大学公共卫生学院牵头组织"中国居民营养素养核心信息及评价工具"的开发研制。工作组遵循科学原则和规范流程,历经两年时间研制完成了适用于6类人群的营养素养核心信息及其评价工具,并进行了信度和效度评价和验证性测评,证实评价工具可作为测量人群营养素养的科学且可信方法。研制过程中,得到来自营养学、健康教育与传播学、教育学、心理学、儿少卫生和妇幼保健学、老年医学、临床医学等相关专业领域20余位专家的指导和建议。

本书共八章,第一章对营养素养的基本概念、评价的意义及制定程序等进行了描述,第二至七章对一般人群、孕妇、哺乳期妇女、学龄前儿童、学龄儿童、老年人六类人群营养素养的核心信息、评价问卷及其试点应用进行了描述和展示。为了方便使用,工作组还配套开发了评价问卷的PC端和手机端应用程序,第八章介绍了手机端的营养素养评价应用程序。

本书系统介绍了营养素养的概念框架、评价问卷的制定、验证及应用,可作为营养学、健康教育、营养教育与营养咨询等相关专业人员教学用书,政策制定者和行政管理人员等参考用书,也可作为营养素养调查研究的工具书,还适用于普通居民营养素养的自我评价与学习。

我国饮食文化和食物环境纷繁多样,本书提出的营养素养核心信息及评价工具并不适用于所有情境,因此,在实际应用时需进行必要的调整;未来也需要更多同行关注营养素养,提供更多的科学证据,不断修正营养素养核心信息及评价工具。

本书是工作组、专家咨询委员会及调查对象共同合作的结果。借此机会,由衷感谢参与编写工作的所有成员、专家及被调查对象,感谢你们的付出和贡献。

事宜必未尽,不足之处敬请指出!

2023 年 3 月

目录

第一章

概论

平衡膳食是合理营养、促进健康的物质基础。膳食不合理导致的营养不良，包括超重/肥胖、生长迟缓和消瘦、微量营养素缺乏以及慢性非传染性疾病等，已累及全球三分之一以上的人口。膳食是否合理和一个人的营养素养密切相关，营养素养包括食物营养相关知识、理念和技能。一个人营养素养水平可直接影响其食物的选择、搭配、饮食行为等，从而影响膳食营养摄入，乃至健康。本章将介绍营养素养的概念、制定营养素养评价工具的流程等。

第一节　基　本　概　念

素养是个体后天获得的能力，健康素养是在健康相关环境中作出决策的高级素养，而营养素养是健康素养的一部分。

一、素养

素养（literacy）是指由教育、训练而获得的能力。"素养"一词最早出现在教育领域。联合国教科文组织将其定义为"在不同领域内识别、理解、解释、创造、沟通和计算等的能力"。

素养也指学识、造诣、技艺、才能、品格等方面的基本状况。我国的教育方针是以发展学生核心素养为目标，使学生具备"能够适应终身发展和社会发展需要的必备品格和关键能力"。

具体来讲,素养是指个体听、说、读、写、算、分析等技能或能力的综合,这是个体的基本素养,决定了其他更高层面的素养能力。素养并不是天生的,可从长期训练和实践中获得。

二、健康素养

20 世纪 70 年代"素养"被应用于健康领域,特指在医疗环境下的文字和数字处理能力。之后,健康素养的概念逐步形成,并加以应用。

"健康素养"在 1974 年国际健康教育大会上首次提出。2016 年"第九届全球健康促进大会"对健康素养的特点进行了总结,即健康素养是指经过后天培养而形成的一种能力,是一种知识依赖型能力,是范围较广的技能和能力的综合体,以包容、公平地享有优质教育和终身学习为基础,在整个生命周期内不断发展这类技能和能力。

健康素养(health literacy,HL)是指个人获取和理解基本健康信息和服务,并运用这些信息和服务做出正确决策,以维护和促进自身健康的能力。健康素养有两大内涵,一是对健康问题的认知和对健康知识的理解;二是运用健康知识和卫生资源维护健康的能力。

健康素养可以分为三个层次,即功能性健康素养(functional health literacy)、互动性健康素养(interactive health literacy)和批判性健康素养(critical health literacy)。因此,健康素养不仅是个体阅读、理解健康知识的能力及健康态度的表现,更是一个具有多层次、融合多种素养在内的内涵体系,并与整个社会环境存在密切关联。

健康素养是健康的主要决定因素,无论对个人还是社会都起着至关重要的作用。对个人而言,健康素养是维护和促进健康的重要保障,有助于改善自身健康状况;在疾病的治疗与管理中,帮助改善预后与健康结局。研究显示,健康素养越低的人群,其口腔健康状况越差。与健康素养低者相比,具备基本健康素养的糖尿病患者血糖管理更科学,血糖控制也更良好。对社会而言,健康素养可以预测整体人群的健康状况,也是降低社会成本的重要策略。健康素养低促使多种疾病的发生率上升;健康素养水平良好者的直接医疗成本和住院费明显低于健康素养水平低者;健康素养低的人群医疗费用显著上升。

基于健康素养的内涵和重要作用,美国等国家先后开始健康素养评价工具的制定,主要侧重于对国民基本健康素养和功能性健康素养的测量。常用的测评工具包括成人医学语言阅读能力测试量表(Rapid Estimate of Adult Literacy In Medicine,REALM)、成人功能性健康素养测试量表(Test of Functional Health Literacy In Adults,TOFHLA)、最新关键指标测量量表(Newest

Vital Sign,NVS)和美国国家成人素养评价量表(National Assessment of Adult Literacy,NAAL)。然而,国外大部分健康素养评价体系是基于临床医疗环境而建立,测评对象与内容也与之密切相关,缺乏对公共卫生视角下日常生活中健康素养的测量。

我国对健康素养的研究和应用相对较晚,直到 2007 年才开始健康素养的研究工作。2008 年 1 月,国家卫生部以公告形式发布了《中国公民健康素养——基本知识与技能(试行)》,即"健康素养 66 条",这也是全球首份由政府发布的有关公民健康素养的文件。2008 年,我国开展了首次全国居民健康素养调查,并把调查结果公开发布,为之后全国居民健康素养监测体系的建设奠定了基础。随后,《中国公民健康素养促进行动工作方案(2008—2010 年)》发布,成为我国健康素养促进计划的指导方针。2009 年,国家卫生和计划生育委员会在"健康中国 2020"战略规划中提出,要以提高全民健康素养作为当前重要的目标之一。

从 2010 年开始,我国启动了居民健康素养评价指标体系的建设工作。以健康素养内涵为理论指导,以"健康素养 66 条"为评价内容,根据知-信-行理论(knowledge-attitude-belief-practice model,KABP),构建健康素养评价指标体系。该评价体系包含基本知识和理念、健康生活方式与行为、基本技能 3 个一级指标;基本理念、基本知识、生活方式与习惯、卫生服务利用、认知技能和操作技能 6 个二级指标;以及生理卫生常识、传染病/慢性病相关知识、自我保健、安全与急救、政策法规等 20 个三级指标。健康素养评价指标体系的构建,为健康素养的评价工作提供了理论支持,是健康素养标准化试题库和标准化问卷建立的基础,更是开展健康素养监测的前提和保障。

2012 年我国完成第二次全国居民健康素养调查,之后居民健康素养调查监测每年进行一次,这标志着我国居民健康素养监测体系已经形成。

2014 年,国家卫生和计划生育委员会组织完成了《中国公民健康素养——基本知识与技能》的修订工作,该文件也成为评价我国居民健康素养水平的重要依据。2016 年,国务院印发的《"健康中国 2030"规划纲要》中再次明确提出我国居民健康素养的发展目标。

2021 年对全国 31 个省(自治区、直辖市)15~69 岁常住人口的监测结果显示,居民健康素养水平为 25.4%,其中农村地区(22.02%)和西部地区(19.42%)居民健康素养水平仍较低,健康问题中传染病和慢性病防治素养分别为 27.60% 和 26.67%,均有待提升。《健康中国行动(2019—2030 年)》目标之一是全民健康素养水平到 2030 年达到 30% 及以上。

《中国公民健康素养——基本知识与技能》中与营养相关的有 11 条,其中基本知识和理念 1 条:"保健食品不是药品,正确选用保健食品";健康生活方式与行为 9 条:"健康生活方式主要包括合理膳食、适量运动、戒烟限酒、心理平衡四个方面""保持正常体重,避免超重与肥胖""膳食应当以谷类为主,多吃蔬菜、水果和薯类,注意荤素、粗细搭配""提倡每天食用奶类、豆类及其制品""膳食要清淡,要少油、少盐、少糖,食用合格碘盐""讲究饮水卫生,每天适量饮水""生、熟食品要分开存放和加工,生吃蔬菜水果要洗净,不吃变质、超过保质期的食品""成年人每日应当进行 6~10 千步当量的身体活动,动则有益,贵在坚持""少饮酒,不酗酒";基本技能 1 条:"能看懂食品、药品、保健食品的标签和说明书"。这些条款可以反映居民对部分营养健康内容的了解情况,但不能全面反映居民对营养知识了解的情况,更不能全面反映居民的营养素养。因此,需要开发制定居民营养素养的核心信息及评价工具。

三、营养素养

作为健康素养的重要组成部分,"营养素养(nutrition literacy,NL)"一词早在 20 世纪 90 年代就出现在营养政策和计划中,并从 21 世纪初开始出现在相关论著中。近十年来,营养素养领域更是受到广泛关注,发表的相关文章明显增多,这可能与膳食因素导致疾病和死亡的负担越来越重有关。

营养素养是个体获取、处理以及理解基本营养信息,并做出正确营养相关决策的能力。与健康素养相似,营养素养也分为不同层次、领域和维度。

营养素养包括认知和技能两个领域(domain),每个领域又涵盖多个维度(dimension)。其中认知(cognition)领域涵盖理念(understanding)和知识(knowledge)两个维度,包括食物与营养相关信念、有关合理营养对健康重要性的认识,有关食物分类及其营养特点、食物的来源及其生产过程、饮食文化、食物与环境的相互影响、食物营养信息的来源等相关知识;技能(skill)领域涉及食物从生产到消费的各个环节,涵盖获得和规划食物(access to and planning for food)、选择食物(selecting food)、制作食物(preparing food)、摄入食物(eating)所需要的技能,共四个维度,包括简单的食物种植和家庭加工方法、根据人口规划食物数量避免食物浪费、自主选择健康食物、初步判定食物品质、阅读并理解食品标签和营养标识、熟悉厨房、会烹饪、注重食品操作各环节的卫生问题,规律进餐、家庭共餐、合理搭配食物、平衡膳食、吃动平衡等,如表1-1-1 所示。

表 1-1-1 营养素养核心信息

领域 （一级指标）	维度 （二级指标）	核心信息关键词 （三级指标）
认知	理念	食物与营养相关信念 食物与健康
认知	知识	食物分类及其营养特点 食物的起源、发展及生产过程 饮食文化 食物与环境 信息素养
技能	获得和规划食物	食物种植和加工 规划食物，减少浪费
技能	选择食物	自主选择健康食物 判定食物品质 阅读食品标签
技能	制作食物	熟悉厨房 会烹饪，和家人一起准备食物 食品操作安全卫生
技能	摄入食物	规律进餐 和家人一起就餐，减少在外就餐 会估计食物份量，合理搭配食物 食物多样，平衡膳食 吃动平衡

依据认知差异，营养素养也可分为 3 个层面（level），即功能性、互动性和批判性营养素养。

功能性营养素养（functional nutrition literacy，FNL）指获得、理解和运用食物营养相关信息的能力，包括食物营养相关知识，规划、选择、制作、摄入食物的能力等。这是最基本的能力。

互动性营养素养（interactive nutrition literacy，INL）指与同伴、家人等交换、分享、讨论食物营养信息，一起准备食物、一起就餐等方面的知识和技能。

批判性营养素养（critical nutrition literacy，CNL）指批判性地分析、鉴别营养信息以及解决障碍的能力，了解食物系统，了解食物与环境的相互作用，尝试通过改变食物环境进而改善膳食

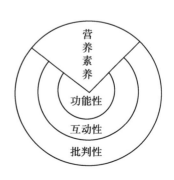

行为。这是较高级的能力要求。

与营养素养相关的另一个概念是"食物素养(food literacy,FL)"。有文献认为,食物素养比营养素养概念更广,营养素养仅指功能性素养,而食物素养也涵盖互动性和批判性素养;食物素养是在更广的范畴内(社会、经济、政治、文化和环境等)认识食物系统,理解食物与健康的关系;通过食物素养提升,可与食物建立起积极的关系,促进个人健康以及食物系统可持续发展;除了营养素养要求的能力外,食物素养还要求掌握基于食物系统的技能和实践,如基本的食物种植、加工等技能。此外,也有文献使用"食物营养素养(food and nutrition literacy,FNL)"一词。到目前为止,上述名词及其内涵并未达成共识。

本书采用"营养素养",是广义层面的含义,涵盖食物素养、食物营养素养的内涵,包括食物营养相关知识和理念,以及获得和规划、选择、制作、摄入食物所需要的技能,以促进个体健康和食物系统的可持续发展。

第二节 营养素养及其评价的意义

营养素养对个体食物选择和膳食质量具有预测价值,并与其营养和健康状况密切相关。具备营养素养是营养教育的主要目标,营养素养研究可为营养教育建设提供科学依据(包括教育内容、课程体系等),建立营养素养评价工具有助于筛选营养教育的重点人群和重点内容,评估营养健康教育与促进效果;提高居民营养素养也是现行营养健康政策的主要指标,建立营养素养监测和评价体系有助于政策评估,并为进一步完善营养改善策略提供依据。

一、营养素养的意义

任何形式的营养不良都是人类健康的重大问题。2017年全球疾病负担分析显示,膳食因素(如高盐摄入、全谷物和水果摄入不足)对成人总死亡和伤残调整生命年的归因百分比分别为22%和15%。同年,中国死因前10位中有四个为膳食因素——高钠(第3位)、全谷物摄入不足(第8位)、水果摄入不足(第9位)、大量饮酒(第10位),膳食因素对成年人总死亡和伤残调整生命年的归因百分比分别为30.2%和21.3%。实际上,全球范围内都面临营养不良的多重负担,其中约8亿人处于饥饿状态,20亿人微量营养素缺乏,超重人口数高达24亿。我国亦然,在生长迟缓、消瘦、贫血等营养不足状况有所改善的同时,营养不合理及膳食相关慢性病不断上升。2015—2017年中国居民营养与健康状况监测结果显示,我国6岁以下儿童、6~17岁儿童、18岁及以上成年居民的超重肥胖率分别达到10.4%、19.0%和50.7%,成人高血压和糖尿病患病率分别为27.5%和11.9%。

膳食不平衡是慢性病发生的主要危险因素。全谷物、水果、奶制品、鱼类和大豆制品摄入普遍不足,而畜肉、烹调用油和盐摄入明显较高。2015—2017年中国居民营养与健康状况监测结果表明,尽管谷类食物提供能量仍占总能量一半以上(51.5%),但全谷物平均摄入量仅为16.3g(推荐50~150g);蔬菜、水果的平均摄入量分别为265.9g和38.1g,仅有28.9%和3.8%的居民达到蔬菜和水果推荐摄入量(分别为300~500g和200~350g);奶制品平均摄入量(25.9g)未达到推荐摄入量(300~500g)的十分之一;鱼类摄入量也仅为24.3g(推荐40~75g)。与之相对应的是,动物性食物中畜禽肉平均摄入量则由2002年的78.6g增加到85.0g,明显超过了推荐水平(40~75g),其中仅畜肉摄入量就达到了72.0g;烹调盐摄入量虽然有所下降(9.3g),但仍远高于推荐量(不超过5g);此外经常在外就餐(包括外卖)比例为22.3%,学龄儿童含糖饮料经常饮用率达到18.9%,成年居民经常饮酒率近20%。

膳食不平衡同时也是导致微量营养素缺乏的主要原因,包括钙、铁、锌、碘,维生素A、B_1、B_2、C、D、叶酸以及n-3脂肪酸摄入不足/缺乏等。2015—2017年中国居民营养与健康状况监测结果显示,6~17岁儿童、18岁及以上成年人、孕妇贫血率分别为6.1%、8.7%、13.6%。

不健康饮食行为是影响膳食营养摄入(食物种类和量)的主要因素,进而导致多种形式的营养不良以及营养相关慢性病,包括挑食偏食(喜好含糖饮料、甜食、快餐、油炸食品、饮酒,蔬菜水果、奶制品、粗杂粮摄入不足)、进餐不规律、不吃早餐、夜间加餐、吃零食、在外就餐、进食不专注、抑制进食、限制性进食、进食障碍等。

饮食行为主要受行为主体(个体特征)、客体(食物因素)及与两者密切相关的环境因素(食物环境)的共同影响(图1-2-1)。如前所述,营养素养包括食物营养相关知识、理念与技能,是在一定的食物环境中作决定的能力,是连接个体、食物和环境的桥梁,对饮食行为具有预测价值。提高个体营养素养水平,可促进健康饮食行为,进而改善膳食质量,最终影响营养与健康状况。多项研究表明,营养素养水平能影响个人的饮食行为,并能预测营养相关慢性病的风险。营养素养与蔬菜、水果、脂类食物的摄入明显相关,营养知识更丰富的人会摄入更多的蔬果和更少的高脂肪食物。营养素养水平高者倾向选择地中海膳食模式(蔬菜、橄榄油、坚果),而营养素养水平低者倾向于西方膳食模式(油炸食品、含糖饮料、红肉、加工食品),后者更容易导致肥胖、心血管疾病等营养相关慢性病。一项对青少年(10~19岁)营养素养与膳食摄入关系的系统综述(2015年)共纳入13项研究,其中8项研究结果显示青少年营养素养与膳食摄入之间呈正相关,营养知识丰富、参与食物制作的青少年饮食行为更健康。由于绝大部分研究均为横断面研究,因此需要更多高质量前瞻性的研

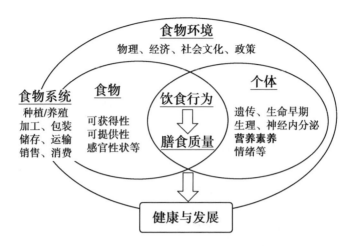

图 1-2-1　营养素养影响饮食行为和膳食质量逻辑框架

究来证实营养素养与儿童膳食质量之间的因果关系。

二、营养素养评价的意义

营养素养是连接个体、食物和环境的桥梁,三者相互作用共同影响饮食行为和膳食营养摄入,最终影响个体健康与发展,影响营养健康服务质量和卫生投入。提高国民营养素养被正式设定为国家层面的健康目标。《健康中国行动(2019—2030 年)》和《国民营养计划(2017—2030 年)》均把"居民营养健康素养得到明显提高,居民营养健康知识知晓率在现有基础上提高 20%"作为主要目标和增进全民健康的前提,把"普及营养健康知识"作为实施策略或基本路径。监测评估居民营养素养水平,不仅可用于营养健康政策评估,也有助于完善营养改善策略。

营养素养还是营养教育的结局指标,通过营养教育使受众具备营养素养、实践平衡膳食。由此可见,营养素养核心信息是营养教育的主要内容,营养素养研究可为营养教育建设提供科学依据,包括教育内容、课程体系等;科学评价人群营养素养还可筛选出教育干预的目标人群和重点内容,评估营养健康教育与促进效果,为制定健康促进策略提供依据。

然而到目前为止,国内尚无广泛应用且经过验证的营养素养监测评价工具;国外的膳食环境、饮食文化及行为与我国差距较大,其营养素养评价工具并不能直接使用。"健康素养 66 条"中涉及营养的只有 11 条,也不足以概括食物营养相关的能力要求。此外在全生命周期中,知识体系和能力的构建是一个动态过程,不同年龄阶段由于生理、心理、认知以及活动范围等的差异,面临不同的营养健康问题,对营养健康服务的需求和信息获取途径也有差异,对营养素养的要求不能一概而论。因此,基于营养素养概念框架,制定不同人群的营养素养核心信息及其评价工具很有必要。

第三节 营养素养核心信息及其评价工具制定

不同人群的营养素养核心信息及其评价工具并不相同,但其制定过程都是遵循基本相同的科学原则和流程,主要包括核心信息制定、评价工具建立、验证性测评三个步骤,如图 1-3-1 所示。

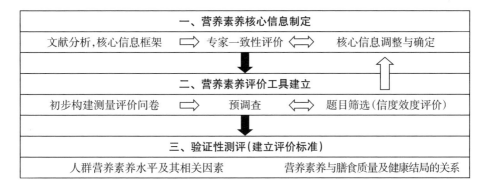

图1-3-1 营养素养评价工具制定流程

2019 年北京大学公共卫生学院牵头成立"中国居民营养素养核心信息与评估工具项目组"(简称营养素养项目组),项目组成员涵盖营养学、健康教育与传播学、教育学、心理学、儿少卫生和妇幼保健学、老年医学、临床医学等相关专业,分别来自大学、科研机构、健康教育机构、行业学会和社会团体、行政管理部门(卫生、教育)、国际组织等,遵循科学原则和流程制定了适用于不同人群的营养素养核心信息及其评价工具,并进行了信度、效度评价和验证性测评。这是国内首个不同人群营养素养的系统研究,项目组还配套开发了评价工具的线上应用程序。

一、核心信息制定

以"营养素养/食物素养 + 不同人群"作为关键词,检索中英文数据库(PubMed、Web of Science、ScienceDirect、CNKI、万方等)自 20 世纪 90 年代至2022 年发表的文献,并进行文献系统分析。在此基础上充分考虑不同人群的认知特点和主要营养问题,以及我国食物环境与饮食文化,以《中国居民膳食指南(2022)》作为膳食目标,参考各人群健康素养、健康教育核心信息等共识性文件,依据本书第一章营养素养的概念框架,经项目组成员充分讨论,初步构建不同人群营养素养概念框架,拟定核心信息。

组建焦点小组(营养学、健康教育学以及不同人群所属学科专家),应用德尔菲法或小组咨询法对初步构建的营养素养核心信息进行专家一致性评价。编制专家咨询表,请专家对各维度及条目框架进行重要性、准确性、适用性打分并提供修改意见,并调查专家对咨询内容的熟悉程度以及判断依据等。数据回收后通过分析判断依据、熟悉程度、权威系数及专家一致性,对核心信息进行修改,之后再进行下一轮意见征集,直至专家组达成共识,最终确定营养素养核心信息条目。一般采取条目重要性得分≤3.5分且变异系数≥0.3作为排除标准,同时结合专家意见决定是否进行最终排除。

二、评价工具建立

(一)构建评价工具条目池

基于上述建立的不同人群营养素养核心信息,参考现有适用于不同(国家、生理及健康状态)人群的经过信度和效度检验的营养素养评价工具、营养知识调查问卷、健康素养评价工具等资料,初步构建营养素养评价工具的维度和条目池。

在此基础上编制不同人群营养素养问卷。每个条目设计一至多个题目,为适应不同人群的认知水平,问卷并未采用单一 Likert 量表形式,而是设置不同形式的题目,包括 Likert-5 分题、选择题、连线题、情境题等,形成初版问卷。

(二)专家及利益相关者评审

应用焦点小组法、德尔菲法对起草的初版问卷进行专家及利益相关者(营养学、健康教育、教育学、循证医学等专业人员,政府、国际组织、评价对象代表等利益相关者)评审,并依据意见整合修改,形成试用版问卷。

(三)预调查及题目筛选、可行性评价

应用初步确定的问卷进行小样本调查,参考医学量表题目筛选方法进行问卷的题目筛选。

1. 问卷可行性评价　问卷的接受率和完成率达到 85% 以上,完成时间控制在 20 分钟以内,则该评价工具的可行性良好。

2. 问卷难易度及区分度评价　客观题难易度计算为答对某道题的人数除以参加测试的总人数;主观题难易度计算为该道题全体被试者的平均分除以题目满分。

3. 信度评价　信度指测量的可靠性和稳定性,一个好的问卷必须稳定可靠。通过重测信度、分半信度、内部一致性信度进行评价,可根据实际情况进行调整。

(1)重测信度:同一问卷前后两次测量同一批被试者,计算两次得分的

Pearson 或 Spearman 相关系数,一般要求达到 0.7 以上。

（2）分半信度:同一问卷题目分成前后两半,计算得分的相关系数,相关系数越高表示整个问卷信度越高。

（3）内部一致性信度:采用 Cronbach's α 信度系数考察问卷内部一致性信度,这是目前最常用的信度系数,包括总系数、各维度系数以及去除各题目后的系数。一般而言,问卷总 α 系数在 0.6 以上,则可认为问卷有可接受的内部一致性。去除某一题目后的 α 系数与总 α 系数进行比较,降低则表明该题目与问卷具有内在一致性。

4. 效度评价　问卷的效度是指问卷测量的准确度和有效性,可通过内容效度和结构效度进行评价。

（1）内容效度:通过计算问卷各维度得分与总得分的 Pearson 或 Spearman 相关系数来评价,相关性强可认为具有较好的内容效度。也可由研究者或专家进行逻辑分析,评判所选题目是否"看上去"符合测量目的和要求,计算内容效度比（content validity ratio,CVR）和内容效度指数（content validity index,CVI）。

（2）结构效度:又称架构效度,评价问卷结构是否与理论框架相符,最常用的评价方法是因子分析法,可采用探索性因子分析（exploratory factor analysis,EFA）和验证性因子分析（confirmatory factor analysis,CFA）来评价问卷的结构效度。先以 KMO（Kaiser-Meyer-Olkin）抽样适合性衡量和巴列特球形检定（Bartlett's test of sphericity）判断是否适合进行探索性因子分析。采用因子分析提取的公因子（方差均应大于 0.4）应与问卷条目框架相符,且公因子的累积方差贡献率在 40% 以上。在验证性因子分析中,选取拟合优度的卡方检验（χ^2/df）、拟合优度指数（goodness-of-fit index,GFI）、调整的拟合优度指数（adjusted goodness of fit index,AGFI）和近似误差均方根（root mean square error of approximation,RMSEA）等指标作为评价模型拟合程度的标准。

通过预调查及题目筛选、可行性评价,形成正式问卷。

三、验证性测评

对建立的正式问卷进行不同人群验证性测评,一方面评价问卷在不同人群的信度和效度情况,进一步调整和修订问卷;另一方面了解不同人群营养素养水平及其影响因素,为下一步实施营养教育和营养改善提供目标人群和目标内容;探索人群营养素养与膳食质量及健康结局的关系,验证前期构建评价工具的科学性与可行性;在此基础上构建不同人群营养素养评价标准（界值）,即可预测人群膳食质量与健康结局的营养素养评价工具。

第四节 居民营养素养提升

知-信-行理论（KABP）将人类行为的改变分为获取知识、产生信念和形成行为三个连续过程，知识是行为改变的基础，信念和态度是行为改变的动力。作为由训练或实践而获得的能力，教育是提高营养素养、改善饮食行为乃至营养健康状况的最重要途径，尤其在饮食行为形成和干预的窗口期——儿童阶段。

一项关于青少年营养素养干预效果的系统综述（2019 年，纳入 44 项研究）显示，掌握更多营养知识和食物技能的青少年饮食行为更健康，营养素养干预可提高青少年的烹饪技能和食品安全知识水平，其中 2 项研究显示可进一步改善青少年饮食行为，但对行为的长期影响需要更多证据。另一项关于小学生营养教育干预效果的系统综述，共纳入 1990—2018 年间的 34 项研究，结果表明，教师对小学生进行营养教育，可以改善儿童的营养知识和饮食行为；由于效应值偏小，因此决策者和教育者在为小学生提供营养教育时，需要对教学策略做出谨慎的、基于证据的决定。

营养教育不仅包括人与人之间语言为主的直接信息沟通，还包括其他传播形式，如大众媒体传播、营养环境和设施改善、营养服务等，且需要家庭、学校、同伴、工作场所、医疗卫生机构、社区等多方利益相关者的参与，这样才能最大限度促进营养素养和饮食行为的改善。儿童营养教育综合策略应以学校为基础，将营养教育贯穿于学校营养健康相关政策中，并与营养服务、环境建设有机整合；重视儿童参与，联合家庭、社区与媒体等多元教育主体，采取多样化教育路径与形式；并对教育效果进行评估，以持续优化教育过程并最大化教育效果。此外，在学校实施的营养教育活动如果将家长纳入其中，将更有利于儿童营养素养的提高；另一方面由于儿童在家庭中具有重要的影响力，学校的营养教育也会通过儿童进一步影响家长的营养素养。研究表明，在学校课程教育中加入减少食盐摄入的知识，能有效降低家庭食盐摄入。

个体获得营养健康信息的途径很多，除营养教育外，还包括传统媒体（电视、广播、书籍、报纸、杂志、公告栏）、新媒体（网络）、自媒体（微博、公众号、朋友圈），以及家人、老师、同伴的人际传播（口口相传），专业人员的营养咨询等。因此，营养教育须构建多元主体共同参与的综合性教育路径和形式。理解营养素养应该充分考虑物理环境和社会文化环境等诸多维度，而不仅仅是教育活动本身。家庭、学校、同伴、社区、工作场所、医疗卫生机构、地区、国家甚至全球层面的环境因素均会直接或间接影响个体的营养素养。研究表明，家庭成员的营养素养具有密切相关性，父母的言传身教是影响儿童营养素养和饮食行为的重要因素。除家庭外,营养素养亦会受到同伴的影响,包括同学、同事、朋友、社交网络等。尤其新媒体、自媒体时代,人们的社交网络越来越广泛,通过网络等接触到的更广泛的社交关系同样影响人们的营养素养。工作场所、社区、医疗卫生机构等提供的营养健康咨询与服务是提高居民营养素养的重要途径。不同地域的气候、环境不同,出产的食物种类有很大差异;而且随着经济水平、消费方式、食品科学等发展,"食品"的概念范畴逐渐扩大,在传统食品基础上会出现很多新食品,而且进食地点和食物可获得性也发生了很大变化,这些均会影响人们对食物的认知和营养素养。

(朱文丽　马冠生)

参考文献

[1] INSTITUTE OF MEDICINE. Health Literacy:A Prescription to End Confusion [M]. Washington:The National Academies Press,2004.

[2] SØRENSEN K,VAN DEN BROUCKE S,FULLAM J,et al. (HLS-EU) Consortium Health Literacy Project European. Health literacy and public health:a systematic review and integration of definitions and models [J]. BMC Public Health,2012(12):80.

[3] 中华人民共和国卫生和计划生育委员会. 中国公民健康素养——基本知识与技能释义(2015年版)[M]. 北京:人民卫生出版社,2017.

[4] 朱文丽,许雅君,王军波,等. 营养素养概念框架及人群适用性[J]. 营养学报,2022,44(03):213-217.

[5] VELARDO S. The Nuances of Health Literacy,Nutrition Literacy,and Food Literacy [J]. J Nutr Educ Behav,2015,47(4):385-389.

[6] VETTORI V,LORINI C,MILANI C,et al. Towards the Implementation of a Conceptual Framework of Food and Nutrition Literacy:Providing Healthy Eating for the Population [J]. Int J Environ Res Public Health,2019,16(24):5041.

[7] THOMPSON C,ADAMS J,VIDGEN H A. Are We Closer to International Consensus on the Term Food Literacy? A Systematic Scoping Review of Its Use in the Academic Literature (1998-2019)[J]. Nutrients,2021,13(6):2006.

[8] 陈莹莹,全贝贝,康晓凤,等. 国际营养素养研究热点的可视化知识图谱分析[J]. 职业与健康,2021,37(13):1826-1830.

[9] KRAUSE C,SOMMERHALDER K,BEER-BORST S,et al. Just a subtle difference? Findings from a systematic review on definitions of nutrition literacy and food literacy [J]. Health Promot Int,2018,33(3):378-389.

[10] CULLEN T,HATCH J,MARTIN W,et al. Food literacy:definition and framework for action [J]. Can J Diet Pract Res,2015,76(3):140-145.

[11] VIDGEN H A,GALLEGOS D. Defining food literacy and its components [J]. Appetite,2014(76):50-59.

[12] FAO,IFAD,UNICEF,et al. The state of food security and nutrition in the world 2021 [EB/OL]. (2021-7-12)[2023-2-1]. https://sdgs.un.org/events/state-food-security-

and-nutrition-world-2021-sofi-33052.

[13] ZHOU M,WANG H,ZENG X,et al. Mortality,morbidity,and risk factors in China and its provinces,1990-2017:a systematic analysis for the Global Burden of Disease Study 2017 [J]. Lancet,2019,394(10204):1145-1158.

[14] 中国营养学会. 中国居民膳食指南科学研究报告(2021)[M]. 北京:人民卫生出版社,2022.

[15] VAITKEVICIUTE R,BALL L E,HARRIS N. The relationship between food literacy and dietary intake in adolescents:a systematic review [J]. Public Health Nutr,2015,18(4):649-658.

[16] KOCA B,ARKAN G. The relationship between adolescents' nutrition literacy and food habits,and affecting factors [J]. Public Health Nutr,2020(29):1-12.

[17] DOUSTMOHAMMADIAN A,OMIDVAR N,KESHAVARZ-MOHAMMADI N,et al. Low food and nutrition literacy(FNLIT):a barrier to dietary diversity and nutrient adequacy in school age children [J]. BMC Res Notes,2020,13(1):286.

[18] BAILEY C J,DRUMMOND M J,WARD P R. Food literacy programmes in secondary schools:a systematic literature review and narrative synthesis of quantitative and qualitative evidence [J]. Public Health Nutr,2019,22(15):2891-2913.

[19] KELLY R K,NASH R. Food Literacy Interventions in Elementary Schools:A Systematic Scoping Review [J]. J Sch Health,2021,91(8):660-669.

[20] 国家卫生健康委疾病预防控制局. 中国居民营养与慢性病状况报告(2020年)[M]. 北京:人民卫生出版社,2022.

[21] 黎牧夏,朱文丽,许雅君,等. 居民营养素养评价工具的研究及应用[J]. 中华预防医学杂志,2020,54(10):1031-1034.

[22] 夏娟,张玲. 营养素养定义及其测评工具研究现状[J]. 卫生研究,2021,50(04):698-704.

[23] 赵杰,王继伟,邵春海,等. 营养素养及其评价工具研究进展[J]. 中华预防医学杂志,2018,52(03):328-331.

[24] 谭雨薇,周雅琳,许雅君. 营养素养调查现况及评价工具研究进展[J]. 中华预防医学杂志,2020,54(10):1146-1151.

[25] 曾茂,鲜金利,谢畅晓,等. 基于德尔菲法和层次分析法构建重庆市中学生营养素养评价指标体系[J]. 保健医学研究与实践,2021,18(3):7-14.

第二章

一般人群营养素养

　　全球范围内,不健康的饮食行为导致 22% 的死亡和 15% 的所有伤残调整生命年损失,这个比例在我国更高一些,分别为 30.2% 和 21.3%。《2021 年全球营养报告》指出,全球近五分之一的疾病与营养不良有关,主要表现为营养摄入不足与营养失衡并存的情况。此外,慢性病的迅速增长与营养不良有关。营养失衡是由不健康的膳食模式引发,并加剧了慢性病的发生和发展。尽管在过去的几十年里,我国的疾病谱和死亡谱都发生了巨大变化,低体重率显著下降,但超重肥胖问题日益突出,重大慢性病患病率和发病率上升。不健康的生活方式仍然很普遍。

　　一般人群指年龄 15~60 岁的人群,其在认知程度、健康行为等方面的一致性较高。作为劳动资源主体,一般人群是全人口构成的最重要组成部分。因不健康饮食行为的高暴露,一般人群的膳食质量和营养摄入容易呈现不合理的情况,从而导致膳食相关慢性病快速增长和营养不良并存的双重负担。与此同时,一般人群年龄跨度较大,多为单位和家庭食物营养实践的决策者和实施者。因此,着力提高一般人群营养素养,是改善国民饮食行为和营养状况的重要手段。

第一节　一般人群营养素养核心信息

　　采用文献分析和专家一致性评价,初步拟定了"一般人群营养素养核心信息",为制定营养素养评价工具提供条目框架,并为一般人群营养素养水平监测、营养知识普及与提高提供核心内容。

一、制定过程

(一) 文献分析

以"营养素养(nutrition literacy)""食物素养(food literacy)""食物营养素养(food and nutrition literacy)""健康素养(health literacy)"等作为关键词,检索 PubMed、Web of Science、ScienceDirect、CNKI、万方等数据库 1998—2019 年发表的文献,并进行系统文献分析。以《中国居民膳食指南(2022)》《国民营养计划(2017—2030 年)》《中国食物与营养发展纲要(2014—2020 年)》《2018 年全球营养报告》《世界粮食安全和营养状况(2018)》等国内外与一般人群营养健康相关的高质量科学文献及营养素养相关量表为主要依据,综合参考不同国家的膳食指南、相关报告和文件,提出我国一般人群应该掌握的营养素养要点,初步形成一般人群营养素养核心信息。

(二) 专家一致性评价

利用内容效度检验法,进行专家函询,整合意见,对核心信息进行筛选和修改。内容效度是指核心信息在相关领域的代表程度,或一个量表实际测到的内容与所要测量内容之间的吻合程度。通过电话与专家充分沟通,介绍研究目的、核心信息确定的必要性、内容效度检验法的背景和要求。通过邮件的方式,向专家发放"一般人群营养素养核心信息专家咨询问卷"。

共进行两轮内容效度检验。最终参与两轮内容效度指数咨询调查的 12 名专家主要分布在营养与食品卫生(8 名)、临床营养(3 名)、健康教育(1 名)领域,其中高级职称 8 名、副高级职称 4 名,均在各自领域从业 10 年以上。每轮给 13 位专家发放了专家咨询问卷,每轮回收问卷数均为 12 份,故两轮专家咨询问卷的有效回收率为 92.3%,专家积极系数高,参与度及积极程度较高。两轮专家的权威程度均为 0.96,专家权威程度高,咨询结果的可信性强。

将第一轮咨询结果及修改情况反馈给专家,并完成第二轮评分。结果显示,第二轮内容效度检验的平均内容效度指数为 0.95,各条目内容效度指数(content validity index,I-CVI)均 ≥0.83,Kappa 值均 >0.83,评价水平均达到优秀。综合专家意见和建议,最终得到 20 条一般人群营养素养核心信息,详见表 2-1-1。

二、核心信息

经文献分析和专家一致性评价,初步确定一般人群营养素养涵盖认知和技能两个领域,食物营养相关知识与理念、选择食物、制作食物、摄入食物四个维度,共计 20 条核心信息。

表 2-1-1 一般人群营养素养核心信息

领域	维度	核心信息
认知	食物营养相关知识与理念	1. 理解在生命每一个阶段都应遵循健康的饮食 2. 理解合理膳食是维系健康、远离疾病的重要基础 3. 熟悉食物分类、来源及其主要营养特点 4. 选择健康饮食,享受食物
技能	选择食物	5. 自己制作食物,减少在外就餐,与家人共餐 6. 会选择安全卫生的食物购买点和就餐点 7. 会判别食物品质,选择新鲜卫生的食物 8. 读懂食品标签和营养标识 9. 关注营养健康信息,甄别和应用正确的信息 10. 正确选用特殊食品
	制作食物	11. 会估算食物份量 12. 会合理搭配食物 13. 会用适宜的方式储存、准备、处理和烹饪食物
	摄入食物	14. 规律进餐,吃好早餐 15. 食物多样,谷物为主,多吃蔬果,足量饮水 16. 适量吃鱼、禽、蛋、瘦肉,足量奶豆 17. 少盐少油,控糖限酒 18. 按需备餐,文明用餐,杜绝浪费 19. 尊重不同饮食文化,注重餐桌礼仪 20. 吃动平衡,定期测量并评价体重

1. 理解在生命每一个阶段都应遵循健康的饮食 在全生命周期的每个阶段(婴儿期、儿童期、青春期、成年期、孕期、哺乳期和老年期),每个人都应该努力采取健康膳食模式改善身体健康。

2. 理解合理膳食是维系健康、远离疾病的重要基础 合理营养与膳食平衡对身体健康具有重要意义。合理营养是指由食物中摄取的各种营养素与身体对这些营养素的需求达到平衡,既不缺乏,也不过多,营养素缺乏或过量都会引发疾病,合理营养对预防疾病有很大帮助。

3. 熟悉食物分类、来源及其主要营养特点 食物多样是平衡膳食的基本原则。多样的食物提供了维持人类生命与健康所必需的能量和营养素。食物包括谷薯类及杂豆、动物性食物、大豆类和坚果、蔬菜水果和菌藻类、纯能量食物五大类。

4. 选择健康饮食,享受食物 无论年龄、种族或当前的健康状况如何,健康的膳食模式都可以造福所有个体。同时,健康的膳食模式应该是让人享受和愉悦的,而不是负担和压力。人们可以根据个人的需求、偏好、预算和文化传统进行健康膳食模式的制定,选择健康的饮食,享受食物。

5. 自己动手,减少在外就餐,与家人共餐　在家吃饭是我国饮食文化的重要部分,在家就餐不但可以熟悉食物的烹饪,更重要的,还可以加强家庭成员的沟通,传承尊老爱幼的美德,陪伴老年人就餐,培养儿童和青少年健康的饮食行为,促进家庭成员的相互理解和情感。同时,在家吃饭也是保持饮食卫生、平衡膳食、避免食物浪费简单有效的措施。

6. 会选择安全卫生的食物购买点和就餐点　在外就餐(含外卖点餐)已成为普遍饮食行为,选择安全卫生的就餐点和购买点是获得安全食品的基础保障。在外就餐时应注意看餐饮地的饮食卫生合格证书,尽量选择卫生信誉度在 B 级及以上的餐饮单位。

7. 会判别食物品质,选择新鲜卫生的食物　新鲜食物是指近期生产或加工、存放时间短的食物。选择新鲜食物是从源头上注意饮食卫生的第一关,而学会辨别和采购新鲜、卫生的食物,是保证饮食卫生的关键。选择新鲜卫生食物的方法有以下几种:①首选当地当季食物;②学会辨别新鲜食物;③水果蔬菜要洗净。

8. 读懂食品标签和营养标识　食物的营养标签一般由三个部分组成:营养成分表、营养声称、营养功能声称。营养成分表显示了该食物的营养组成。营养声称是对食物中营养素含量高低的说明。营养功能声称是对营养素供能的释义。购买食品时,应关注营养标签,根据自身的需要以及健康状况,科学选择适宜自己的食品。购买食品时要注意食物标签,特别是以下几方面信息:①日期信息和储存信息;②配料表;③标签上的"营养成分表"。

9. 关注营养健康信息,甄别和应用正确的信息　一般人群应意识到健康的重要性,学会主动获取、理解、甄别并应用营养与健康信息。信息获取方式包括人际传播(家人、朋友、医务工作者、讲座培训等)、传统媒体(书籍、报纸、电视、广播、公告栏等)、新媒体(网站、微博、微信等)等多种渠道。

10. 正确选用特殊食品　特殊食品一般指特殊膳食用食品,主要包括婴幼儿配方食品、婴幼儿辅助食品、特殊医学用途配方食品,以及其他特殊膳食用食品(包括辅食营养补充品、运动营养食品,以及其他具有相应国家标准的特殊食用食品)。现代生活中,应该以一种理智的心态合理选择营养补充剂及保健食品,选购保健食品应该去正规的商场超市等购买有国家批号的产品,听从专业人士的建议,按照需求购买。

11. 会估算食物份量　"量化"食物是理解和实践膳食指南的重要手段。"份量"为居民更好地理解和实施膳食指南提供了新手段。掌握食物份量估算的方法是帮助消费者逐渐学习估计食物重量,定量饮食,更好地实现膳食指南推荐食物量的目标。

12. **会合理搭配食物**　食物合理搭配与营养均衡对维持身体健康、预防疾病发生具有重要的意义。合理搭配食物要遵循合理的膳食模式。学会进行简单科学的食物搭配主要指：了解中国居民平衡膳食餐盘，掌握食物多样、粗细搭配、荤素搭配、色彩搭配等简单原则，并将其应用到自己与家庭的饮食中。

13. **会用适宜的方式储存、准备、处理和烹饪食物**　食物在清洗、切配、储藏的整个过程中，生熟都应分开，并且要完全煮熟。适当温度的烹调可以杀死几乎所有的致病微生物。对于可短期储存的食物，应根据食物特性和标明的储存条件存放，并在一定期限内吃完，避免食物不新鲜或变质。健康的烹饪方法不仅可以使人们品尝到鲜美的食物，还可以获得一定的营养，这对身体健康具有重要意义。但错误的烹饪方法会大大降低食物的营养，导致人们无法从食物中获取相应的营养，从而导致食物的浪费。

14. **规律进餐，吃好早餐**　早餐通常被认为是一天中最重要的一餐，占据一天能量推荐摄入量的30%，对人体健康有许多益处。每天每顿进餐的时间应相对固定，做到定时定量，进餐时细嚼慢咽。一顿营养充足的早餐至少包括谷薯、肉蛋、奶豆、果蔬类等食物。可结合本地饮食特色，丰富早餐品种，保证早餐营养质量。

15. **食物多样，谷物为主，多吃蔬果，足量饮水**　食物多样是平衡膳食模式的基本原则。建议平均每天摄入 12 种以上食物（不包括烹调油和调味品），每周 25 种以上。平衡膳食模式中，粮谷类食物所提供的能量应达到总能量的一半。谷薯类与健康密切相关，要做到平均每天 3 种，每天吃全谷物和杂豆类食物 50~150g；每周 5 种以上谷薯及杂豆类食物摄入。要注意粗细搭配，多吃全谷物和杂豆类食物。建议增加蔬菜水果的摄入：餐餐有蔬菜，天天吃水果。饮水方式应少量多次，分配在一天的任何时间，每次 200ml（1 杯）左右。运动后，应根据需要及时补充足量饮水。

16. **适量吃鱼、禽、蛋、瘦肉，足量奶豆**　鱼、禽、蛋和瘦肉均属于动物性食物，富含优质蛋白质、脂类、脂溶性维生素、B 族维生素和矿物质等，是平衡膳食的重要组成部分。每周至少吃 2 次水产品，每天吃 1 个鸡蛋。要天天喝奶，每周吃适量坚果，但不宜过量。推荐平均每天摄入 25~35g 大豆及坚果类。要保证每天喝奶及奶制品 300~500g，可选择鲜奶、酸奶、奶粉或奶酪。

17. **少盐少油，控糖限酒**　每人每天的食盐摄入量不超过 5g（包括酱油、酱菜、酱中的含盐量）。减少烹调油和动物脂肪食用量，建议每人每天烹调油摄入不超过 25~30g，家庭烹调可以用带刻度的油壶控制油量；不要摄食过多的动物性食物和油炸食物。减少添加糖的摄入，每天摄入不超过 50g，最好控制在 25g 以下。不推荐饮酒，成年人若饮酒，应限量。以酒精量计算，成年男性和女性一天最大饮用酒精量建议不超过 15g。

18. 按需备餐，文明用餐，杜绝浪费　按需购买是保证食物新鲜、避免浪费的有效手段。购买食物前做好计划，尤其是保质期短的食物。根据当天就餐人数、每人的食物喜好等因素做好统筹，按需购买和处理食物，既保证新鲜又避免浪费。在外就餐时提倡公筷公勺、分餐、简餐、份饭，提倡节约、卫生、合理的饮食"新食尚"。

19. 尊重不同饮食文化，注重餐桌礼仪　应积极学习制作特色传统饮食、积极传播相关文化理念等方式来传承和发扬优良的饮食文化。饮食礼仪在餐桌上体现在礼、孝、德、让、教。宾客长幼之礼，尊敬长者的孝道，饮食谦让有度、坐姿食相、不浪费粮食等。

20. 吃动平衡，定期测量并评价体重　体重是客观评价人体营养和健康状况的重要指标。体重过低和过高都有可能导致疾病发生风险增加，缩短寿命。短期急剧和长期不规律等异常体重变化也会带来重要的健康风险。身体活动量也是保持能量平衡、维持健康体重的重要因素。努力做到食不过量，吃动平衡。定期测量体重是有助于识别体重异常波动的有效手段。目前常用的判断健康体重的指标是体质指数（body mass index，BMI），其计算方法是用体重（kg）除以身高（m）的平方。我国健康成年人（18~64 岁）BMI 应在 18.5~23.9kg/m^2 之间。

第二节　一般人群营养素养问卷

营养素养是促进全民健康与发展的关键路径。调查结果显示，我国居民健康营养素养水平较低，但目前我国尚没有经过信度和效度评价的营养素养评价工具。遵循"营养素养评价工具制定流程"（图 1-3-1），营养素养项目组于 2019—2021 年完成制定了一般人群食物营养素养问卷（food and nutrition literacy questionnaire for Chinese adult，FNLQ），并进行了信度、效度评价。

一、适用对象

适用于一般人群（15~60 岁）的营养素养评价。

二、问卷结构

一般人群食物营养素养问卷（FNLQ）包括认知、技能两个领域，食物营养相关知识与理念、选择食物、制作食物、摄入食物四个维度，涉及功能性、互动性、批判性素养三个层次，共计 20 条核心信息、32 个题目，见表 2-2-1。

表 2-2-1 一般人群食物营养素养问卷

1. 您是否赞同以下说法?

	非常赞同	赞同	一般	不赞同	非常不赞同
①合理膳食是维系健康、远离疾病的重要基础					
②良好的膳食模式是保障营养充足的基础					
③食物分为五大类,包括谷薯类、蔬菜水果类、畜禽鱼蛋奶类、大豆坚果类和油脂类,不同食物具有不同的营养学特点					
④全谷物属于谷薯类					
⑤日常生活中,我们要努力做到食不过量,吃动平衡					
⑥各年龄阶段的人群都应该每天运动,保持健康体重					
⑦我们应该珍惜食物,按需备餐,杜绝浪费					
⑧"分餐""份餐"是平衡膳食、简约就餐的好形式					
⑨我们应该尊重他人饮食习俗,注重餐桌礼仪					
⑩在生命每一个阶段都应遵循健康的饮食					
⑪和家人朋友一起就餐可促进幸福感,也能促进食欲					
⑫家庭是良好饮食文化传统传承的最佳场所					

2. 请您回忆一下最近一周所吃的食物,根据实际情况勾选平均每天吃以下食物的种类。

例如小明昨天吃了馒头、米饭、芸豆、红薯,则他吃了 4 种谷薯杂豆类食物;还吃了苹果、白菜、西红柿,则他吃了 3 种蔬菜水果类食物。

食物类别	种类数量		
谷薯杂豆	≥3 种	①是	②否
蔬菜水果	≥4 种	①是	②否
畜禽鱼蛋	≥3 种	①是	②否
奶豆坚果	≥2 种	①是	②否

3. 请您回忆一下最近一周的生活,根据实际情况回答下列问题。

您过去一周内有几天吃了以下食物	每天	5~6 天	3~4 天	1~2 天	0 天
①早餐					
②粗杂粮(薯类、杂豆、玉米、燕麦、糙米等)					

续表

您过去一周内有几天吃了以下食物	每天	5~6 天	3~4 天	1~2 天	0 天
③蔬菜超过 300g（6 两）					
④水果					
⑤牛奶、酸奶、奶粉或奶酪（不包括优酸乳、营养快线等乳饮料）					
⑥鱼/禽/蛋/瘦肉					
⑦含糖食品（如面包、蛋糕、饼干等零食）					
⑧油炸、烧烤、膨化食品					

4. 您过去一周平均每天喝多少杯水（1 杯 =200ml）？
　　①7~8 杯　　　②5~6 杯　　　③3~4 杯　　　④1~2 杯　　　⑤不知道

5. 您平时喝酒的情况？
　　①总是喝酒　　②经常喝酒　　③有时喝酒　　④极少喝酒　　⑤完全喝酒

6. 过去一个月，您每周有几天累计户外运动时间超过 30 分钟（不包括上下班、买菜走路的运动时间）？
　　①每天　　　②5~6 天　　　③3~4 天　　　④1~2 天　　　⑤不运动

7. 您对"估算食物份量和合理搭配食物是必备的营养技能"的态度是？
　　①非常赞同　　②赞同　　　③一般　　　④不赞同　　　⑤非常不赞同

8. 一个乒乓球大小的鸡蛋重量大约为多少？
　　①5g　　　②50g（一两）　③100g（二两）　④500g（一斤）　⑤不知道

9. 下面是几位成年人的早餐清单，您认为哪一位的早餐搭配最合理？
　　①豆浆、全麦面包、咸菜　　　②豆浆、油条、咸菜　　　③牛奶、油条、水果
　　④牛奶、全麦面包、水果　　　⑤不知道

10. 食品营养标签指在食品的外包装上标注营养成分并显示营养信息，以及适当的营养声称和健康声明。请问您在购买包装食品时，会看食品营养标签吗？
　　①完全不会　　②极少会　　　③有时会　　　④经常会　　　⑤总是会

11. 您平时购买食品时，会优先购买不含反式脂肪酸的食品吗？
　　①完全不会　　②极少会　　　③有时会　　　④经常会　　　⑤总是会

12. 在食品营养标签中，"营养素参考值 %/NRV%"是指 100g/ml 该食品所含营养成分占每日参考摄入量的百分比。如果只靠摄入以下食品来摄入蛋白质，摄入多少可以满足我们一天需要的蛋白质？（估算即可）

项目	每100克	NRV%
能量	2 012KJ	24%
蛋白质	6g	10%
脂肪	12g	20%
碳水化合物	62.5g	21%
钠	100mg	5%

①400g　　②600g　　③800g　　④1 000g　　⑤不知道

续表

13. 您在超市购买合格生肉时最看重的是?
　　①新鲜度　　　②价格　　　③包装　　　④品牌　　　⑤产地

14. 您平时会使用或家中做饭的人会使用烧烤煎炸的烹调方式吗?
　　①完全不会　　②极少会　　③有时会　　④经常会　　⑤总是会

15. 您平时在点外卖和在外就餐的时候会考虑烹调方式吗?
　　①完全不会　　②极少会　　③有时会　　④经常会　　⑤总是会

16. 您平时会关注营养信息吗?
　　①完全不会　　②极少会　　③有时会　　④经常会　　⑤总是会

17. 面对各种渠道来源的营养知识与信息,您会怎么做?
　　①全盘接受　　　　　　　②进行甄别后选择性接受　　　③完全不接受
　　④根本无法获得营养知识与信息　⑤不知道怎么办

18. 您接收到有用的营养知识与信息后,会分享给身边的人吗?
　　①完全不会　　②极少会　　③有时会　　④经常会　　⑤总是会

19. 您对"保健(功能)食品可以代替药品"的态度是?
　　①非常赞同　　②赞同　　　③一般　　　④不赞同　　⑤非常不赞同

20. 您对"保健(功能)食品是食品的一个种类,具有一般食品的共性,能调节人体的功能,适用于特定人群食用"的态度是?
　　①非常赞同　　②赞同　　　③一般　　　④不赞同　　⑤非常不赞同

21. 小明近期体检发现骨密度指数偏低,提示高骨质疏松风险,朋友担心他的身体状况,向他推荐了钙片、复合维生素、鱼油、益生菌等一系列保健食品,您觉得小明应该如何选择?
　　①相信朋友的推荐,立刻全部购买
　　②不相信保健食品,不接受朋友的推荐
　　③比较同类产品,优选性价比高的购买
　　④结合专业人士建议、产品标志、包装标识和适宜人群等因素综合选购适合自己的
　　⑤不知道

22. 您对"在食物清洗、切配、储藏的整个过程中,生熟都应分开"的态度是?
　　①非常赞同　　②赞同　　　③一般　　　④不赞同　　⑤非常不赞同

23. 您或您家做饭的人在生活中总会用不同的器具来盛装生食和熟食吗?
　　①完全不会　　②极少会　　③有时会　　④经常会　　⑤总是会

24. 从冰箱里把还可以食用的剩菜拿出来重新吃之前,您会?
　　①不影响口感的话直接吃
　　②放在室温下过一会再吃
　　③用锅或者微波炉稍微热一下再吃
　　④彻底加热(加热到100℃或微波炉高火2分钟)后再吃
　　⑤不知道

25. 您对"热带水果(如香蕉)也可以放在冰箱储藏"的态度是?
　　①非常赞同　　②赞同　　　③一般　　　④不赞同　　⑤非常不赞同

26. 您对"在冰箱中,应该熟食放在上层,生食放在下层"的态度是?
　　①非常赞同　　②赞同　　　③一般　　　④不赞同　　⑤非常不赞同

27. 如果您中午炒了一盘红烧肉,剩了一大半,一般会如何处理?
　　①直接倒掉
　　②用保鲜膜或保鲜盒装好放在桌子上

续表

③直接放进冰箱(无保鲜膜或保鲜盒的包裹)

④用保鲜膜或保鲜盒装好,放进冰箱

⑤不知道(不在家里吃或者不负责处理饭菜)

28. 您在点外卖的时候,会考虑查看外卖店铺的卫生相关信息吗?

①完全不会 ②极少会 ③有时会 ④经常会 ⑤总是会

29. 您在外就餐选择就餐点时,会优先考虑就餐点的卫生情况吗?

①完全不会 ②极少会 ③有时会 ④经常会 ⑤总是会

30. 您如果在外就餐,会选择哪个卫生等级以上的餐馆?

①A 级 ②B 级 ③C 级 ④不会注意等级 ⑤不知道

31. 您平时会定期监测自己的体重情况吗?

①完全不会 ②极少会 ③有时会 ④经常会 ⑤总是会

32. BMI(体质指数)是用来评价人体营养状况的常用方法,公式:BMI(kg/m^2) = 体重(kg)/身高(m)^2,以下为 BMI 的中国标准范围表。小明的体重为 72kg,身高为 170cm,请您评价一下他目前的营养状况。

分类	BMI 范围 / ($kg \cdot m^{-2}$)
消瘦	≤18.4
正常	18.5~23.9
超重	24~27.9
肥胖	≥28.0

①消瘦 ②正常 ③超重 ④肥胖 ⑤不知道

三、评价方法及说明

本问卷为自填式问卷。

赋分方法:所有题目依据正确程度由低到高赋分。其中 Likert-5 分题依次赋分 0、0.5、1、1.5、2 分;其他题目答对赋 2 分。可以评价营养素养总分,也可以分析不同领域得分情况。核心信息对应题目(题号)见表 2-2-2。

营养素养评分标准(界值)的制定一般需以整体膳食质量作为结局变量,采用受试者操作特征曲线(receiver operating characteristic curve,ROC 曲线)方法进行。

表 2-2-2 一般人群食物营养素养问卷核心信息对应题目

领域	维度	核心信息	题目
认知	食物营养相关知识与理念	1. 理解在生命每一个阶段都应遵循健康的饮食	1.10
		2. 理解合理膳食是维系健康、远离疾病的重要基础	1.1
		3. 熟悉食物分类、来源及其主要营养特点	1.3、1.4
		4. 选择健康饮食,享受食物	1.2

续表

领域	维度	核心信息	题目
技能	选择食物	5. 自己制作食物，减少在外就餐，与家人共餐	1.11、1.12
		6. 会选择安全卫生的食品商店和餐厅	28、29、30
		7. 会判别食物品质，选择新鲜卫生的食物	13
		8. 读懂食品标签和营养标识	10、11、12
		9. 关注营养健康信息，甄别和应用正确的信息	16、17、18
		10. 正确选用保健食品和强化食品	19、20、21
	制作食物	11. 会估算食物份量	7、8
		12. 会合理搭配食物	9
		13. 会用适宜的方式储存、准备、处理和烹饪食物	14、15、22、23、24、25、26、27
	摄入食物	14. 规律进餐，吃好早餐	3.1、
		15. 食物多样，谷物为主，多吃蔬果，足量饮水	2、3.2、3.4、3.5、4
		16. 适量吃鱼、禽、蛋、瘦肉，足量奶豆	3.5、3.6、
		17. 少盐少油，控糖限酒	3.7、3.8、5
		18. 按需备餐，文明用餐，杜绝浪费	1.7、1.8
		19. 尊重不同饮食文化，注重餐桌礼仪	1.9
		20. 吃动平衡，定期测量并评价体重	1.5、1.6、6、31、32

四、信度和效度评价

2021 年应用 FNLQ 在 841 名一般人群中进行的问卷调查结果显示，完成时间绝大部分在 20 分钟以内，说明问卷的可行性良好。各题目难度在 0.27~0.95 范围内，问卷总体难易度适中，且具有一定的区分度。

信度评价结果显示，问卷的总 Cronbach's α 系数为 0.893（>0.7），内部一致性可接受。效度评价结果显示，各维度得分与素养总得分之间的 Spearman 相关系数为 0.38~0.89（>0.3），相关性较强；且各维度间得分均明显相关（$P<0.05$），可以认为该问卷具有较好的内容效度。技能领域的探索性因子分析提取的因子（选择食物、制作食物、摄入食物）与研究框架模型 KMO=0.923 大致吻合。验证性因子分析结果显示，χ^2/df = 4.750，RMSEA=0.048 0，GFI=0.891，AGFI=0.876，拟合尚可。

第三节　一般人群营养素养评价

一、一般人群营养素养水平

2021 年，采用一般人群食物营养素养问卷（FNLQ）通过线上调查方法对

8 510 名一般人群进行了调查,结果显示,调查对象的食物营养素养平均得分为(64.08 ± 12.77)分。如果参照健康素养的判定依据(即 80 分及以上),则本次调查一般人群食物营养素养水平为 12.2%。分析素养不同领域和维度得分情况显示,一般人群食物营养相关知识理念得分高于技能得分,其中"选择食物"技能得分最低;功能性、互动性、批判性素养水平得分依次递增。

由于尚缺乏充足依据制定一般人群食物营养素养的界值,因此本调查主要分析了得分情况(折算为百分制),而未进行是否具备素养的判定。

本调查是国内首次对一般人群食物营养素养进行的系统评价,国内其他调查大都是对营养素养的部分维度或部分条目进行评价,由于采用的方法不一致,不同调查的结果基本不具备可比性。

二、一般人群营养素养相关因素

按照营养素养影响饮食行为和膳食质量逻辑框架(图 1-2-1),营养素养是连接个人、食物、环境的中间桥梁,受个体特征和食物环境的影响。本调查结果显示,女性、受教育程度越高、婚姻状态稳定(非离异或丧偶)、有医疗相关教育或职业经历和未患慢性病的受访者食物营养素养水平较高($P<0.05$)。多因素分析显示,性别、年龄、文化程度、婚姻状况、是否有过医疗相关的教育或职业经历是食物营养素养的影响因素。同样针对素养得分 80 分以上者进行相关因素分析,得出的结论相似,即女性、受教育程度越高、婚姻状态稳定(非离异或丧偶)、有医疗相关教育或职业经历和未患慢性病的受访者食物营养素养水平较高($P<0.05$)。

土耳其学者对年轻成年人的营养素养进行评估,结果显示女性的营养素养得分明显高于男性。印度一项调查显示,与低营养摄入或/和不健康饮食行为相关的因素是生活在农村地区、年轻人和低受教育程度。我国香港一项研究结果显示,营养标签识字率相当低,尤其是受教育程度较低及/或年龄较大者。同样,在葡萄牙成年人中,受过高等教育、遵循特定饮食、BMI 适当、家庭成员接受过营养学培训以及在健康科学领域学习或工作者,报告的营养素养水平较高。上述国内外研究结论与本项目组调查结果基本一致。

三、一般人群营养素养与膳食质量的关系

多项研究表明,营养素养与膳食质量密切相关,是其重要的预测指标。营养素养水平较高的人往往摄入更多的蔬菜水果和更少的高脂肪食物。2014 年一项对一般人群(平均年龄≥18 岁)营养知识与膳食摄入的系统综述,最终纳入 29 项研究,以社区人群研究(22 项)为主,体育运动人群研究(7 项)较少。大多数研究(65.5%:其中社区研究占 63.6%,体育运动研究占 71.4%)显示,营

养知识和膳食摄入量之间存在相关性,通常体现在水果和蔬菜的摄入量较高。然而,因为研究质量差异很大,来自社会经济地位较低的参与者代表有限,大多数参与者是受过高等教育的女性,因此需要更多的证据。

一项对 2 869 名意大利成年人开展的营养素养与健康饮食(地中海饮食)相关性的研究显示(2022 年),研究对象的营养素养平均得分为(50 ± 13.3)分,相当于正确答案的 56.8%。遵守地中海饮食评分(adherence to the Mediterranean diet,AMD)者的平均值为 6.8 分,对应最高得分的 40%,其中 31.4% 的人表现为低 AMD,31.3% 的人表现为中低 AMD,24% 的人表现为中高 AMD,只有 13.3% 的人报告为高 AMD。营养素养与 AMD 之间存在显著的相关性。该研究还强调,社会经济因素是 AMD 和营养素养的重要决定因素。另一项 2021 年发表的研究,采用包含功能性、互动性、交际性、批判性和翻译性五个读写水平和一个跨领域的数字读写组件开发出多维数字食品与营养读写模型(MDFNL 模式),研究证实在营养援助政策和项目中使用 MDFNL 模式可以改善认知、行为、粮食安全和健康成果。

(徐美虹　张雅琴　尤　美)

参考文献

[1] 杨月欣,葛可佑.中国营养科学全书[M].2 版.北京:人民卫生出版社,2019.
[2] 中华人民共和国卫生和计划生育委员会.中国公民健康素养——基本知识与技能释义(2015 年版)[M].北京:人民卫生出版社,2017.
[3] 中国营养学会.中国居民膳食指南(2022)[M].北京:人民卫生出版社,2022.
[4] 张雅琴,苏米亚·艾合买提江,杨娇,等.中国一般人群营养素养核心信息的建立[J].中华预防医学杂志,2020,54(10):1044-1049.
[5] ZHANG Y Q,ZHANG Z F,XU M H,et al. Development and Validation of a Food and Nutrition Literacy Questionnaire for Chinese Adults [J]. Nutrients,2022,14(9),1933.
[6] 黎牧夏,朱文丽,许雅君,等.居民营养素养评价工具的研究及应用[J].中华预防医学杂志,2020,54(10):1031-1034.
[7] 夏娟,张玲.营养素养定义及其测评工具研究现状[J].卫生研究,2021,50(04):698-704.
[8] 赵杰,王继伟,邵春海,等.营养素养及其评价工具研究进展[J].中华预防医学杂志,2018,52(03):328-331.
[9] 张昊,尚磊.医学量表编制中的统计学方法进展[J].实用预防医学,2019,26(3):381-385.
[10] YUEN E Y N,THOMSON M,GARDINER H. Measuring Nutrition and Food Literacy in Adults:A Systematic Review and Appraisal of Existing Measurement Tools [J]. Health Lit Res Pract,2018,2(3):e134-e160.
[11] AMOUZANDEH C,FINGLAND D,VIDGEN H A. A Scoping Review of the Validity, Reliability and Conceptual Alignment of Food Literacy Measures for Adults [J]. Nutrients,

2019,11（4）:801.

[12] VETTORI V,LORINI C,GIBBS H D,et al. The Nutrition Literacy Assessment Instrument for Italian Subjects,NLit-IT:Exploring Validity and Reliability [J]. Int J Environ Res Public Health,2021,18（7）:3562.

[13] 陈圆圆,杨春军,王冬梅,等. 营养素养评价工具的汉化及在糖尿病患者中的信效度研究:基于 CTT 和 Rasch 模型的分析[J]. 中国全科医学,2020,23（26）:3342-3347.

[14] WARDLE J,PARMENTER K,WALLER J. Nutrition knowledge and food intake [J]. Appetite,2000,34（3）:269-275.

[15] SPRONK I,KULLEN C,BURDON C,et al. Relationship between nutrition knowledge and dietary intake [J]. British Journal of Nutrition,2014,111（10）:1713-1726.

[16] CORINNA K,KATHRIN S,SIGRID B B,et al. Just a subtle difference_ Findings from a systematic review on definitions of nutrition literacy and food literacy [J]. Health Promotion International,2020（33）:378-389.

[17] ALYSSA M 1,GARETH S,HELEN T,et al. A Qualitative Investigation to Underpin the Development of an Electronic Tool to Assess Nutrition Literacy in Australian Adults [J]. Nutrients,2018（10）:251.

[18] HELEN A,DANIELLE G. Defining food literacy and its components [J]. Appetite,2014（76）:50-59.

[19] KRISTINE S,STEPHAN V,JAMES F,et al. Health literacy and public health:A systematic review and integration of definitions and models [J]. BMC Public Health,2012（12）:80.

[20] MARIA L S,LAURA G,ANNA S,et al. Relationship Between Nutrition Knowledge and Dietary Intake:An Assessment Among a Sample of Italian Adults[J]. Front Nutr,2021（8）:714493.

[21] QUEENIE P S L,ALICE H Y Y,JOANNE W Y C. Chinese adults' nutrition label literacy in Hong Kong:Implications for nurses [J]. Nurs Health Sci,2019（21）:171-177.

[22] MÓNICA M,TATIANA F,CÍNTIA F. Nutrition Literacy of Portuguese Adults-A Pilot Study [J]. Int J Environ Res Public Health,2021（18）:3177.

[23] INGE S,CHARINA K,CATRIONA B,et al. Relationship between nutrition knowledge and dietary intake [J]. Br J Nutr,2014,111（10）:1713-1726.

[24] YUEN EY N,THOMSON M,GARDINER H. Measuring Nutrition and Food Literacy in Adults:A Systematic Review and Appraisal of Existing Measurement Tools [J]. Health Lit Res Pract,2018,2（3）:e134-e160.

[25] VITTORIA A,LAURA R. Nutrition Knowledge as a Driver of Adherence to the Mediterranean Diet in Italy [J]. Front Nutr,2022（9）:804865.

第三章

孕妇营养素养

妊娠期是生命早期 1 000 天的起始阶段,妊娠期妇女营养状况直接影响母子近期和远期健康水平。为了满足自身生理变化及胎儿生长发育的需要,妊娠妇女的营养需求远高于正常女性。因此,妊娠期妇女往往成为营养健康问题的易感群体。当前,我国妊娠期妇女营养健康状况仍存在较多挑战,钙、铁、维生素 A、维生素 D 等多种微量营养素摄入不足,妊娠期肥胖、妊娠高血压和妊娠糖尿病等是我国妊娠期妇女面临的主要营养健康问题。

妊娠期营养素养的缺乏或不足可能是影响孕妇营养健康的重要原因之一。较高的营养素养水平意味着掌握充足的食物、营养与健康知识、科学合理的饮食行为以及完全具备解决营养健康相关问题的技能。营养素养的提升对于营养相关慢性病如肥胖、心血管疾病和癌症等的一级预防具有重要的积极作用。因此,提升孕妇营养素养水平可以作为改善我国孕妇营养健康问题的重要手段。然而,目前国内尚缺乏妊娠期妇女营养素养的相关信息。因此,有必要建立妊娠期妇女营养素养核心信息及其评价工具。

第一节 孕妇营养素养核心信息

孕妇营养素养核心信息的框架参考《中国公民健康素养 66 条——基本知识与技能》,涵盖 3 个维度:基本知识与理念、生活方式与饮食行为和基本技能;以知-信-行理论(KABP)为理论基础;内容参考《中国孕妇、乳母膳食指南(2022)》,涵盖了指南中关于孕期妇女膳食营养相关的重要推荐,涉及孕期合理膳食;叶酸、铁、碘、钙、碳水化合物、多不饱和脂肪酸等重要的微量和宏量营养素摄入；孕期适量运动、孕期增重等内容；参考 WHO 关于孕期妇女营养健康相关的推荐和建议，补充孕期充足的膳食纤维摄入以预防或缓解孕期便秘的内容；考虑当前我国孕妇存在的主要妊娠并发症，纳入妊娠糖尿病和妊娠高血压自我管理的内容。该营养素养核心信息在与已经正式发布的公民健康素养核心信息保持一致的前提下，对其中孕妇膳食营养相关内容进行了扩展和深入，具有坚实的理论基础和充分的科学依据。

一、制定过程

孕妇营养素养核心信息的制定过程包括建立孕妇营养素养核心信息框架、构建孕妇营养素养核心信息、德尔菲法专家咨询、核心信息筛选以及确定最终核心信息等过程。

1. 孕妇营养素养框架体系的确定 核心信息框架体系参考《中国公民健康素养 66 条——基本知识与技能》，分为 3 个维度：基本知识与理念、生活方式与饮食行为、基本技能。

2. 营养素养核心信息构建 在文献综述的基础上，以当前我国孕妇的营养健康问题为导向，以正式发布的孕期妇女营养或膳食相关的推荐或建议为参考，构建核心信息。在已经确定的 3 个维度下，确定每个维度包含的主题，以及各主题包含的主要核心信息。

（1）维度一：基本知识与理念，包括基本营养理念、食物与营养知识、营养与疾病知识，共 9 条核心信息。

（2）维度二：生活方式与饮食行为，包括生活方式、饮食行为、母乳喂养准备，共 13 条核心信息。

（3）维度三：基本技能，包括孕期体重管理；孕期疾病管理；获取、理解和应用营养信息；营养信息的识别与营养决策，共 5 条核心信息。

3. 德尔菲法专家咨询 专家组由来自妇幼营养、妇产科学、健康教育及营养与疾病等领域，具备高级职称，从事相关工作 5 年及以上，理论和实践经验丰富的专家组成。开展两轮德尔菲法专家咨询。咨询专家有较高的积极性，两轮专家咨询问卷的有效回收率分别为 81.8% 和 87.5%。两轮专家意见的权威程度分别为（0.86 ± 0.11）分和（0.85 ± 0.06）分；核心信息重要性得分的平均值分别为（4.32 ± 0.84）分和（4.58 ± 0.57）分，条目重要性得分的变异系数分别为 0.19 和 0.13；专家意见较为一致，协调系数分别为 0.387（$\chi^2=90.47$，$P<0.05$）和 0.290（$\chi^2=46.75$，$P<0.05$）。

4. 营养素养核心信息筛选 经过两轮德尔菲法专家咨询后，根据各核心信息重要性得分的平均值和变异系数进行核心信息筛选，同时结合专家意见和建议，经小组讨论后，最终得到 24 条孕妇营养素养核心信息。

二、核心信息

经过文献检索、德尔菲法专家咨询、核心信息筛选后，包含 24 条孕妇营养素养核心信息，内容详见表 3-1-1。

表 3-1-1 孕妇营养素养核心信息

维度	核心信息
基本知识与理念（9条）	1. 孕期合理营养对母子双方的近期和远期健康都具有重要的影响
	2. 孕期适宜增重有助于获得良好的妊娠结局
	3. 孕期吸烟、饮酒容易引起流产、早产和胎儿畸形
	4. 奶类含钙丰富，且易于吸收，是钙良好的食物来源
	5. 动物肝脏、蛋类、豆类、绿叶蔬菜、水果及坚果是叶酸良好的食物来源
	6. 膳食铁摄入不足容易导致孕妇及婴儿发生铁缺乏或缺铁性贫血
	7. 孕期碘缺乏会损害胎儿脑和智力发育
	8. 孕期适量增加富含膳食纤维的食物摄入，有助于缓解孕妇便秘
	9. 孕早期碳水化合物摄入不足，可损害胎儿神经系统发育
生活方式与饮食行为（10条）	10. 孕中、晚期每天应进行至少 30 分钟适合自身条件的身体活动，避免剧烈运动和重体力劳动
	11. 孕期应做到食物多样、营养均衡
	12. 从孕前 3 个月起，每天服用 400μg 的叶酸补充剂可预防胎儿神经管发育畸形
	13. 孕吐严重者，可以不必过分强调平衡膳食，但要保证摄入足量的谷类及薯类食物
	14. 孕妇应保证每天的水分摄入，不喝或少喝含糖、含咖啡因的饮料
	15. 孕妇每周宜食用 2~3 次深海鱼类，以提供对胎儿大脑和视网膜发育具有重要作用的 n-3 系列长链多不饱和脂肪酸
	16. 孕中、晚期适量增加含铁丰富的动物性食物摄入，每周吃 1~2 次动物血或肝脏
	17. 选用碘盐，每周吃 1~2 次含碘丰富的海产食物如海带、紫菜
	18. 孕中期开始，增加每日奶的摄入量，使饮奶总量达到每日 300~500g
	19. 孕妇应积极准备母乳喂养，学习母乳喂养的方法和技巧
基本技能（5条）	20. 从孕前开始对体重进行监测和管理，会判断体重增长是否适宜
	21. 关注血糖变化，关注糖尿病的危险因素，妊娠糖尿病患者应加强疾病自我管理
	22. 关注血压变化，关注高血压的危险因素，妊娠高血压患者应加强疾病自我管理
	23. 注意食品标签，合理选择包装食品
	24. 关注孕期营养信息，能够获取、理解、甄别、应用孕期营养信息

（一）基本知识与理念

1. **孕期合理营养对母子双方的近期和远期健康都具有重要的影响**　妊娠期是生命早期 1 000 天窗口机遇期的起始阶段，营养作为最重要的环境因素，对母子近期和远期健康将产生重要的影响。

2. **孕期适宜增重有助于获得良好的妊娠结局**　体重增长是反映孕妇营养状况的最实用的直观指标，孕期体重增长过多可增加孕妇发生妊娠并发症（如妊娠高血压、妊娠糖尿病等）、产后体重滞留、远期肥胖和 2 型糖尿病等风险，与绝经后发生乳腺癌的危险性呈中度相关。孕期体重增长不足和过多，均会影响母体产后乳汁的分泌。

3. **孕期吸烟、饮酒容易引起流产、早产和胎儿畸形**　烟草、烟雾中的有害物质会影响胎儿宫内生长发育；孕妇饮酒会增加早产、流产的风险，并容易使胎儿患酒精中毒综合征。

4. **奶类含钙丰富，且易于吸收，是钙良好的食物来源**　奶及奶制品不仅钙含量高，而且钙吸收率也高；奶类食品中还含有丰富的乳糖，乳糖也可促进人体对钙的吸收。因此奶类食品是钙良好的食物来源。

5. **动物肝脏、蛋类、豆类、绿叶蔬菜、水果及坚果是叶酸良好的食物来源**　叶酸广泛存在于动植物食品中，其良好的食物来源有动物肝脏、蛋类、豆类、酵母、绿叶蔬菜、水果及坚果。

6. **膳食铁摄入不足容易导致孕妇及婴儿发生铁缺乏或缺铁性贫血**　孕妇铁缺乏或缺铁性贫血，可出现头晕、乏力、疲劳等症状；而孕妇严重贫血，胎儿缺氧，可能出现发育迟缓、早产、甚至死胎，也会影响胎儿的神经系统发育。

7. **孕期碘缺乏会损害胎儿脑和智力发育**　孕期碘缺乏，轻者导致胎儿大脑发育落后、智力低下、反应迟钝；严重者导致先天性克汀病，患儿表现为矮、呆、聋、哑、瘫等症状。

8. **孕期适量增加富含膳食纤维的食物摄入，有助于缓解孕妇便秘**　妊娠期适当增加富含膳食纤维的食物如全谷物，香蕉、梨、苹果、芹菜、油菜等果蔬可以缓解孕妇便秘。

9. **孕早期碳水化合物摄入不足，可损害胎儿神经系统发育**　碳水化合物摄入不足，机体动员脂肪供能，引起血液中酮体浓度升高，严重者导致酮血症或酮症酸中毒，血液中过高的酮体可通过胎盘进入胎儿体内，损伤胎儿大脑和神经系统发育。

（二）生活方式与饮食行为

10. **孕中、晚期每天应进行至少 30 分钟适合自身条件的身体活动，避免剧烈运动和重体力劳动**　孕期运动有助于孕妇改善便秘、调节情绪、减轻身体不适、预防血栓、控制糖尿病、有利于分娩、利于产后恢复。

11. **孕期应做到食物多样、营养均衡** 孕期妇女的膳食是由多样化食物构成的营养均衡的膳食,除保证孕期营养需求外,还潜移默化地影响较大婴儿对辅食的接受和后续多样化膳食结构的建立。

12. **从孕前 3 个月起,每天服用 400μg 的叶酸补充剂可预防胎儿神经管发育畸形** 叶酸供给不足增加孕妇发生胎盘早剥、先兆子痫、孕晚期阴道出血的风险,胎儿容易出现宫内发育迟缓、早产、低出生体重等。叶酸水平低下母亲生下的婴儿体内叶酸贮备少,出生后很快被耗尽,还会造成婴儿体内叶酸缺乏,影响婴儿的生长发育。

13. **孕吐严重者,可以不必过分强调平衡膳食,但要保证摄入足量的谷类及薯类食物** 早孕反应明显的孕妇可以不必过分强调平衡膳食,也无须强迫进食。保证每天摄取充足的碳水化合物,首选富含碳水化合物、易消化的粮谷类食物。

14. **孕妇应保证每天的水分摄入,不喝或少喝含糖、含咖啡因的饮料** 孕妇饮水最好选择白水,少量多次,足量饮水,不喝或少喝含糖饮料。

15. **孕妇每周宜食用 2~3 次深海鱼类,以提供对胎儿大脑和视网膜发育具有重要作用的 n-3 系列长链多不饱和脂肪酸** 鱼类尤其是深海鱼类,如三文鱼、鲱鱼、凤尾鱼等,含有较多 n-3 系列多不饱和脂肪酸,其中的二十二碳六烯酸(docosahexaenoic acid,DHA)对胎儿大脑和视网膜功能发育有益。

16. **孕中、晚期适量增加含铁丰富的动物性食物摄入,每周吃 1~2 次动物血或肝脏** 动物血、肝脏及红肉中含铁量较为丰富,且为吸收率较高的血红素铁,孕中、晚期每天适量增加红肉、动物血和肝脏的摄入,以满足孕期增加的铁的需要。

17. **选用碘盐,每周吃 1~2 次含碘丰富的海产食物如海带、紫菜** 孕期新陈代谢增强,甲状腺素合成增加,对碘的需要量显著增加。孕期碘缺乏,轻者导致胎儿大脑发育落后;严重者导致先天性克汀病。孕期缺碘还可引起早产、流产及死胎、妊娠高血压、胎盘早剥等的发生风险增加。加碘盐能确保有规律地摄入碘。同时,为满足孕期对碘的需要,建议孕妇常吃富含碘的海产食品。

18. **孕中期开始,增加每日奶的摄入量,使饮奶总量达到每日 300~500g** 奶是钙的最好食物来源,孕中晚期每天应增加奶类的摄入,可以是牛奶、酸奶、奶粉等,使总饮奶量达到 500g。但是,要注意区分乳饮料和乳类,多数乳饮料中含乳量并不高,不能代替奶。

19. **孕妇应积极准备母乳喂养,学习母乳喂养的方法和技巧** 孕妇应该尽早了解母乳喂养的益处,加强母乳喂养的意识、学习母乳喂养的方法和技巧,为母乳喂养做好充分准备。

20. **从孕前开始对体重进行监测和管理,会判断体重增长是否适宜** 妊娠期妇女应定期监测体重,并根据体重变化情况适当调整能量摄入和身体活动水平,避免体重增长不足或增长过度。

21. 关注血糖变化,关注糖尿病的危险因素,妊娠糖尿病患者应加强疾病自我管理 高龄、超重或肥胖、缺乏体能运动、多囊卵巢综合征、一级亲属患2型糖尿病、巨大胎儿分娩史等是妊娠糖尿病发生的危险因素。妊娠期妇女应规避相关危险因素,加强疾病的自我管理。

22. 关注血压变化,关注高血压的危险因素,妊娠高血压患者应加强疾病自我管理 肥胖、钠盐摄入过多、年龄(>40岁)、BMI($\geqslant 28kg/m^2$)、子痫前期家族史等是妊娠高血压发生的危险因素。除临床治疗外,孕妇也应该接受生活方式的指导,改善饮食和生活行为方式,如进行规律体育锻炼、控制食盐摄入、戒烟等;超重孕妇应控制体质量。

23. 注意食品标签,合理选择预包装食品 购买食品时,关注营养标签,根据自身的需要以及健康状况,科学选择适宜自己的食品。

24. 关注孕期营养信息,能够获取、理解、甄别、应用孕期营养信息 孕期获取营养信息并能理解、判断最终利用营养知识和信息改善自身行为是妊娠期妇女应该掌握的一项基本技能。

第二节　孕妇营养素养问卷

提高孕妇营养素养水平是促进孕妇营养健康的关键措施。营养素养评价工具的建立是提升营养素养水平的前提。当前,国内外已经开发出适用于一般成年人、学龄儿童、老年人的营养素养评价工具。由于孕妇处于特殊的生理时期,其生理状态较正常女性有显著改变,当前已有的一般人群营养素养评价工具并不适用;此外,国内尽管已开展孕妇营养素养水平评价的相关研究,但尚缺乏统一的评价工具或量表,也未对使用的量表或工具进行有效性验证。因此,亟待开发构建适用于孕妇的营养素养评价工具,为评价孕妇营养素养水平,有效改善其营养健康状况提供工具支持。

营养素养项目组于2019—2021年完成孕妇营养素养评价工具(nutrition literacy assessment instrument for pregnant women, NLAI-P)的建立和验证工作,该工作分为两个阶段,分别为探索性研究阶段和验证性研究阶段。在探索性研究阶段,主要通过文献检索、专家咨询和小组讨论的方式建立NLAI-P条目池;在验证性研究阶段,针对目标人群中开展线上和现场调查,对NLAI-P进行内容效度、结构效度和信度评价。

一、适用对象

适用于健康且无阅读、交流、书写障碍的孕妇。

二、问卷结构

孕妇营养素养评价问卷包括两部分,第一部分为基本情况调查,即对孕妇的一般情况包括年龄、职业、文化水平、经济状况、孕周、生育史、疾病史等进行调查;第二部分为孕妇营养素养问卷。孕妇营养素养问卷框架体系如下:通过文献回顾、专家咨询和小组讨论的方式,初步确定营养素养问卷的框架体系,包括 3 个维度:知识维度、行为维度和技能维度。每个维度涵盖不同的主题,共 10 个主题,50 个条目,经条目筛选后,最终得到的 NLAI-P 结构如下:①知识维度:食物、营养与健康知识,平衡膳食与健康生活方式,体重管理以及妊娠并发症危险因素识别;②行为维度:健康饮食行为,健康生活行为方式;③技能维度:食物分类与营养标签解读,营养信息识别,营养信息获取与营养决策。共 9 个主题,38 个条目(表 3-2-1)。孕妇营养素养问卷如表 3-2-2 所示。

表 3-2-1　孕妇营养素养问卷框架体系

维度	主题	条目数量
知识维度	食物、营养与健康知识	11
	平衡膳食与健康生活方式	5
	体重管理	5
	妊娠并发症危险因素识别	2
行为维度	健康饮食行为	3
	健康生活方式行为	4
技能维度	食物分类和营养标签解读	4
	营养信息识别	2
	营养信息获取和营养决策	2
合计		38

表 3-2-2　孕妇营养素养问卷

1. 怀孕期间,您会主动向医生或营养师寻求营养建议和指导吗? ①完全不会　②极少会　③有时会　④经常会　⑤总是会
2. 一般情况下,若无明显早孕反应,孕妇在孕早期可以保持平衡膳食,无须额外增加食物摄入。 ①非常同意　②同意　③不确定　④不同意　⑤非常不同意
3. 孕妇孕期增重越多,对胎儿越好。 ①非常同意　②同意　③不确定　④不同意　⑤非常不同意

续表

4. 一般情况下,孕早期妇女每天应补充(　　　)μg 的叶酸补充剂? ①200　②400　③600　④800　⑤不知道
5. 下列哪些食物富含叶酸? (多选题,可选择多个答案) ①鸡肝　②菠菜　③鸡蛋　④绿豆　⑤不知道
6. 下列哪些食物含铁量丰富且易于吸收? (多选题,可选择多个答案) ①鸡蛋　②瘦肉　③鸡肝　④菠菜　⑤不知道
7. 下列哪些食物含碘丰富? (多选题,可选择多个答案) ①海带　②鸡蛋　③苹果　④紫菜　⑤不知道
8. 下列哪种食物中的钙最易吸收? ①苹果　②菠菜　③牛奶　④猪肉　⑤不知道
9. 下列哪些食物富含膳食纤维? (多选题,可选择多个答案) ①燕麦　②鸡蛋　③瘦肉　④芹菜　⑤不知道
10. 为了产后尽早开奶和顺利哺乳,孕妇在孕期就应该为母乳喂养做准备。 ①非常同意　②同意　③不确定　④不同意　⑤非常不同意
11. 下面给出生活中常见的几种食物,请您判断这些食物的类别,并在括号中写上编号。 ①谷薯类　②蔬菜/水果类　③畜禽鱼蛋奶类　④大豆坚果类　⑤油脂类　⑥不知道 土豆(　　) 扁豆(　　) 西红柿(　　) 牛　奶(　　) 面条(　　) 猪肉(　　) 豆浆(　　) 核　桃(　　) 葵花籽油(　　) 苹果(　　)
12. 孕期体重增长过多,会(　　　)。(多选题,可选择多个答案) ①增加分娩巨大胎儿的风险　②增加妊娠糖尿病的风险　③是孕妇营养状况良好的表现 ④有助于胎儿的生长发育　⑤不知道
13. 备孕期和孕期叶酸摄入不足,对后代有何危害? ①神经管畸形　②坏血病　③佝偻病　④夜盲症　⑤不知道
14. 孕期膳食铁摄入不足,可能导致孕妇及婴儿发生(　　　)。 ①佝偻病　②缺铁性贫血或铁缺乏　③骨质软化　④脚气病　⑤不知道
15. 孕期碘缺乏对后代的典型损害为(　　　)。 ①骨骼发育异常　②心脏发育异常　③血液系统异常　④脑和智力发育异常　⑤不知道
16. 孕妇适当增加 n-3 系列长链多不饱和脂肪酸的摄入,有利于后代脑和视网膜发育。 ①非常同意　②同意　③不确定　④不同意　⑤非常不同意
17. 下列哪种营养素可以缓解便秘? ①膳食纤维　②蛋白质　③叶酸　④维生素 E　⑤不知道

续表

18. 烟草、酒精容易引起流产、早产和畸形,在孕期的各个阶段均应戒烟禁酒。 ①非常同意 ②同意 ③不确定 ④不同意 ⑤非常不同意
19. 请您判断下列哪些是妊娠高血压的危险因素? (多选题,可选择多个答案) ①肥胖 ②慢性高血压 ③糖尿病 ④先兆子痫史 ⑤不知道
20. 请您判断下列哪些是妊娠糖尿病的危险因素? (多选题,可选择多个答案) ①肥胖 ②妊娠糖尿病史 ③巨大胎儿分娩史 ④多囊卵巢综合征 ⑤不知道
21. 您每天平均摄入( )种食物(例如食用了苹果和梨,计为2种食物)。 ①3~5种 ②6~8种 ③9~11种 ④12种及以上 ⑤不知道
22. 怀孕期间,如果自身条件允许,您每天是否会坚持进行至少30分钟的身体活动? ①完全不会 ②极少会 ③有时会 ④经常会 ⑤总是会
23. 怀孕期间,您每天实际的饮奶量约为( )g? ①完全不喝 ②100~200 ③200~300 ④400及以上 ⑤不知道喝了多少
24. 怀孕期间,您每天实际的饮水量约( )ml? ①200~500 ②500~1 000 ③1 100~1 600 ④1 700及以上 ⑤不知道喝了多少
25. 怀孕期间,您为产后母乳喂养都做了哪些准备? (多选题,可选择多个答案) ①主动了解母乳喂养的好处 ②合理膳食,维持适宜体重增长 ③选择舒适内衣,避免乳头受压迫 ④主动学习母乳喂养的方法和技巧 ⑤不做任何准备
26. 怀孕期间,您是否关注自己的体重变化情况? ①完全不会 ②极少会 ③有时会 ④经常会 ⑤总是会
27. 孕妇在孕早期,应该多久测量一次体重? ①每月 ②每2个月 ③每3个月 ④不需要测量体重 ⑤不知道
28. 孕妇在孕中、晚期应该多久测量一次体重? ①每周 ②每半个月 ③每月 ④不需要测量体重 ⑤不知道
29. 体质指数(BMI)的计算公式是( )? ①体重(公斤)÷[身高(米)×身高(米)] ②身高(米)×身高(米)÷体重(公斤) ③体重(公斤)÷[身高(厘米)×身高(厘米)] ④体重(公斤)×体重(公斤)÷身高(米) ⑤不知道
30. 若孕妇怀孕前的体质指数(BMI)为21.5kg/m^2,请问,在整个孕期,孕妇体重增加( )公斤(1公斤=1kg)合适? ①11.0~16.0 ②8.0~14.0 ③7.0~11.0 ④<9 ⑤不知道

31. 若孕妇怀孕前的体质指数（BMI）为 $27.5kg/m^2$，请问，在整个孕期,孕妇体重增加（　　）公斤（1公斤 =1kg）合适?

　　①11.0~16.0　②8.0~14.0　③7.0~11.0　④<9　⑤不知道

32. 为控制体重过度增长,应该采取以下哪些措施? （多选题,可选择多个答案）

　　①每天至少进行 30 分钟适度的身体活动　②向围产保健营养师或医生进行营养咨询　③限制高脂肪、高能量食品(如油炸食品)的摄入　④不吃主食,只吃蔬菜水果　⑤不知道

33. 面对各种渠道来源的营养知识与信息,您会怎么做?

　　①全盘接受　②进行甄别后,选择性接受　③完全不接受　④根本无法获得营养知识与信息　⑤不知道怎么做

34. 在确定了营养知识和信息的正确性后,您会据此调整先前不健康的饮食行为吗?

　　①完全不会　②极少会　③有时会　④经常会　⑤总是会

35. 在购买包装食品时,您是否会关注食品的营养标签?

　　①完全不会　②极少会　③有时会　④经常会　⑤总是会

36. 食品 A 的营养成分表如下所示,若食品 A 净重 200g,您完整进食食品 A 后,将会摄入（　　）g 的蛋白质。

　　①3.4　②6.8　③10.2　④不知道

食品 A　营养成分表

项目	每100g	营养素参考值
能量	298千焦	4%
蛋白质	3.4克	4%
脂肪	4.2克	7%
碳水化合物	5.0 克	2%
钠	62毫克	3%

37. 食品 B 的营养成分表如下所示,若食品 B 净重为 100g,您完整进食食品 B 后,将会摄入（　　）千焦能量。

　　①2 361　②1 181　③4 722　④不知道

食品 B　营养成分表

项目	每100g	营养素参考值
能量	2 361千焦	28%
蛋白质	3.8克	6%
脂肪	35.9克	60%
碳水化合物	58.5 克	19%
钠	400毫克	20%

续表

38. 若您完整进食相同重量的食品 A 或食品 B,从哪种食品中获得的脂肪更多?
　①食品 A　②食品 B　③一样多　④不知道

食品 A　营养成分表			食品 B　营养成分表		
项目	每100g	营养素参考值	项目	每100g	营养素参考值
能量	298千焦	4%	能量	2 361千焦	28%
蛋白质	3.4克	4%	蛋白质	3.8克	6%
脂肪	4.2克	7%	脂肪	35.9克	60%
碳水化合物	5.0 克	2%	碳水化合物	58.5 克	19%
钠	62毫克	3%	钠	400毫克	20%

三、评价方法及说明

孕妇营养素养问卷主要包括单项选择题、多项选择题和 Likert-5 分题,每个条目分值为 2 分。单项选择题有且只有唯一正确答案,回答正确得 2 分,回答错误得 0 分。多项选择题,选出全部正确答案得 2 分,少选得 1 分,错选或多选得 0 分。对于 Likert-5 分题,与知识相关的题目选项分为“完全同意”“同意”“不确定”“非常不同意”“不同意”,正向题目“完全同意”得 2 分,“同意”得 1 分,“不确定”“非常不同意”“不同意”均得 0 分;相反,负向题目“完全不同意”得 2 分,“不同意”得 1 分,“不确定”“同意”“非常同意”均得 0 分;与行为相关的频率题,正向行为“总是”得 2 分,“经常”得 1 分,“有时”“偶尔”“从不”均得 0 分。反之亦然。孕妇营养素养评价工具共 38 个题目,总得分为 76 分,得分占总分的 80% 及以上为“优秀”,60%~80% 为“良好”,60% 以下为“不及格”。孕妇营养素养评价工具题目对应的核心信息如表 3-2-3 所示。

表 3-2-3　孕妇营养素养核心信息对应题目

维度	核心信息	题目
基本知识与理念（9条）	1. 孕期合理营养对母子双方的近期和远期健康都具有重要的影响	
	2. 孕期适宜增重有助于获得良好的妊娠结局	3,12
	3. 孕期吸烟、饮酒容易引起流产、早产和胎儿畸形	18
	4. 奶类含钙丰富,且易于吸收,是钙良好的食物来源	8
	5. 动物肝脏、蛋类、豆类、绿叶蔬菜、水果及坚果是叶酸良好的食物来源	5

续表

维度	核心信息	题目
	6. 膳食铁摄入不足容易导致孕妇及婴儿发生铁缺乏或缺铁性贫血	14
	7. 孕期碘缺乏会损害胎儿脑和智力发育	15
	8. 孕期适量增加富含膳食纤维的食物摄入,有助于缓解孕妇便秘	9,17
	9. 孕早期碳水化合物摄入不足,可损害胎儿神经系统发育	
生活方式与行为（10 条）	10. 孕中、晚期每天应进行至少 30 分钟适合自身条件的身体活动,避免剧烈运动和重体力劳动	22
	11. 孕期应做到食物多样、营养均衡	11,21
	12. 从孕前 3 个月起,每天服用 400μg 的叶酸补充剂可预防胎儿神经管发育畸形	4,13
	13. 孕吐严重者,可以不必过分强调平衡膳食,但要保证摄入足量的谷类及薯类食物	2
	14. 孕妇应保证每天的水分摄入,不喝或少喝含糖、含咖啡因的饮料	24
	15. 怀孕期间,孕妇每周宜食用 2~3 次深海鱼类,以提供对胎儿大脑和视网膜发育具有重要作用的 n-3 系列长链多不饱和脂肪酸	16
	16. 孕中、晚期适量增加含铁丰富的动物性食物摄入,每周吃 1~2 次动物血或肝脏	6
	17. 选用碘盐,每周吃 1~2 次含碘丰富的海产食物如海带、紫菜	7
	18. 孕中期开始,增加每日奶的摄入量,使饮奶总量达到每日 300~500g	23
	19. 孕妇应积极准备母乳喂养,学习母乳喂养的方法和技巧	10,25
基本技能（5 条）	20. 从孕前开始对体重进行监测和管理,会判断体重增长是否适宜	26,27,28,29,30,31,32
	21. 关注血糖变化,关注糖尿病的危险因素,妊娠糖尿病患者应加强疾病自我管理	20
	22. 关注血压变化,关注高血压的危险因素,妊娠高血压患者应加强疾病自我管理	19
	23. 注意食品标签,合理选择预包装食品	35,36,37,38
	24. 关注孕期营养信息,能够获取、理解、甄别、应用孕期营养信息	1,33,34

四、信度和效度评价

（一）信度

孕妇营养素养评价问卷的整体 Cronbach's α 系数为 0.82,Spearman-Brown 系数和 Guttman 分半系数均为 0.73,说明 NLAI-P 具有良好的内部一致性。知识维度、行为维度和技能维度的 Cronbach's α 系数分别为 0.72、0.60 和 0.68。

（二）内容效度

知识维度、行为维度和技能维度与总 NLAI-P 得分的 Pearson 相关系数分别为 0.92、0.67 和 0.78，各维度得分与 NLAI-P 总得分之间存在较强的相关性，提示各个维度能够很好反映 NLAI-P 所需要测量或评价的内容，即具备良好的内容效度。

（三）结构效度

1. **探索性因子分析（EFA）** 3 个维度 KMO>0.5，Bartlett's 球形检验 $P<0.05$，均适合作探索性因子分析。在知识维度，共提取 4 个公因子，分别为食物、营养与健康知识，平衡膳食与健康生活方式，体重管理，妊娠并发症危险因素识别，可解释 32.13% 的方差变异，各条目因子载荷为 0.20~0.77；在行为维度，共提取 2 个公因子，分别为健康饮食行为和健康生活方式行为，可解释 44.52% 的方差变异，各条目的因子载荷为 0.44~0.74；在技能维度，共提取 3 个公因子，分别为食物分类和营养标签解读，营养信息识别，营养信息获取和营养决策，可解释 60.62% 的方差变异，各条目因子载荷为 0.32~0.82。结果提示在各个维度中，各条目与其相应的主题存在较强的相关性。

2. **验证性因子分析（CFA）** 用结构方程模型验证经 EFA 建立的各维度的结构效度。整体 NLAI-P 的 GFI 为 0.86，接近理想界值 0.9，RMSEA 值非常理想，为 0.046。整体而言，NLAI-P 结构效度良好。知识、行为和技能维度相关的结构效度指标均在理想范围，说明各个维度的结构效度良好（表 3-2-4）。

表 3-2-4　孕妇营养素养问卷验证性因子分析结果

维度	χ^2/df	GFI	AGFI	RMSEA
NLAI-P	2.09	0.86	0.85	0.046
知识维度	1.62	0.94	0.93	0.035
行为维度	0.68	0.99	0.99	0.000
技能维度	1.50	0.98	0.96	0.035

第三节　孕妇营养素养评价

由于缺乏相应的评价工具，我国孕妇营养素养水平及其关键影响因素并不明确。营养素养项目组在前期构建的信度和效度良好的孕妇营养素养评价工具的基础上，对我国孕妇营养素养水平进行评价，探索其相关因素，为进一步制定孕妇营养改善相关的干预措施提供依据。

一、孕妇营养素养水平

营养素养项目组于 2020 年 9—12 月采用线上和现场调查相结合的方式,现场调查点包括北京市 3 家合作医院,共招募孕妇 699 名。对其进行营养素养问卷调查分析 NLAI-P 以及各维度得分情况,评价孕妇营养素养水平,结果见表3-3-1。由于尚缺乏孕妇营养素养水平评价界值,参照健康素养的判定依据(得分在总得分 80% 及以上),本次调查孕妇 NLAI-P 平均得分为(46.59 ± 9.27)分,仅有 3.9% 的孕妇达到优秀水平,一半以上孕妇(55.2%)营养素养水平良好,40.9% 的孕妇处于不及格状态。从各维度得分情况来看,知识维度和行为维度的优秀率不足 5%,技能维度优秀率为 47.1%,接近 80%(77.8%)的孕妇行为维度得分处于不及格水平。在此之前,尽管没有综合的孕妇营养素养评价工具,但既往使用自制问卷进行孕妇营养知-信-行调查研究也发现孕妇营养知识不足。在知识维度上,60.7% 的孕妇得分占各维度总分的 60%~80%,表明大部分孕妇在营养知识方面存在轻微不足;而在行为维度上,有近 78%(77.8%)的孕妇得分低于总分的 60%,提示孕妇这一群体中不健康饮食行为可能普遍存在,孕妇认知和行为分离,即知识并没有有效地转化成行为。

表 3-3-1　孕妇营养素养得分情况

维度	条目	总分/分	得分/分	最小值/分	最大值/分	≥80% n(%)	60%~80% n(%)	<60% n(%)
NLAI-P	38	76	46.59 ± 9.27	12.00	68.00	27(3.9)	386(55.2)	286(40.9)
知识维度	23	46	28.6 ± 5.67	2.00	42.00	33(4.7)	424(60.7)	242(34.6)
行为维度	7	14	6.4 ± 2.69	0.50	16.00	30(4.3)	125(17.9)	544(77.8)
技能维度	8	16	11.59 ± 3.02	1.90	16.00	329(47.1)	212(30.3)	158(22.6)

二、孕妇营养素养相关因素

本次调查结果显示,孕妇年龄、居住地区(东部、中部和西部)、职业、教育水平、孕次均会影响 NLAI-P 的整体得分和知识维度得分;年龄、职业以及教育水平对行为维度得分产生影响;技能维度得分与居住地区、职业、教育水平、孕次因素有关。<25 岁年龄组,孕妇 NLAI-P 总得分和各维度得分均低于其他较高年龄组;中部地区孕妇 NLAI-P 得分、知识维度得分和技能维度得分低于东部地区;教育水平越高,NLAI-P、知识维度、行为维度和技能维度的得分越高;与家庭主妇/无业孕妇相比,公务员和专业技术人员总得分和各维度得分显著增高。各维度得分影响因素汇总如图 3-3-1 所示。

建立多元线性回归模型,将可能影响营养素养水平的因素如年龄、居住

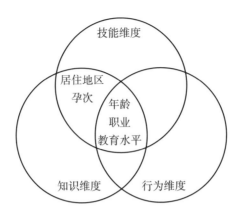

图 3-3-1　孕妇营养素养各维度得分影响因素韦恩图

地、职业、教育水平及孕次纳入回归模型中,发现无论 NLAI-P 整体得分,还是各维度的得分均与教育水平存在显著的相关性,随着教育水平的增加,营养素养整体得分以及各维度得分均增加。提示教育水平是影响孕妇营养素养水平的重要因素之一,在进行孕妇营养健康宣教的过程中,应该根据孕妇自身的文化水平,采取针对性的宣教措施,以期达到更好的宣教效果。

三、孕妇营养素养与健康状况的关系

已有研究发现,营养水平与肥胖、癌症等慢性病有关。本项目进一步评价营养素养水平与孕妇健康结局的关系,包括孕期增重、妊娠并发症(便秘、贫血、妊娠糖尿病)等。根据孕妇孕期增重情况,将其分为 3 个亚组,分别为增重适宜、增重过度和增重不足组;根据是否发生妊娠并发症,分为发生和未发生组,比较各亚组间营养素养得分情况。本研究并未发现营养素养水平与孕期增重的关系。对于是否发生妊娠并发症的影响,结果显示,发生妊娠并发症的孕妇行为维度得分高于未发生并发症的孕妇,这可能是因为,对于已经发生了妊娠并发症的孕妇而言,为了改善自身的健康状态,往往会尽可能规避有害健康的行为,而采取有益于健康的行为。同时,研究人员关注与营养密切相关的一些并发症,如便秘、贫血、妊娠高血糖,但并未发现营养素养水平与这些并发症的关系。

营养素养项目组使用 NLAI-P 系统评价了孕妇营养素养水平,并分析与营养素养水平相关的可预测因素;初步提出年龄较低(<25 岁)、无业/家庭主妇、教育水平较低(初中学历及以下)的孕妇,应作为下一步营养教育和营养改善的主要目标人群;进一步分析显示孕妇营养素养水平(行为维度)与妊娠并发症有关。限于研究样本量和研究对象来源的局限性,需要进一步探索孕妇

营养素养水平与健康结局的关系,以便为我国孕妇营养健康改善政策和措施的制定提供科学依据。

(许雅君　周雅琳　谭雨薇)

参考文献

［1］胡贻椿,陈竞,李敏,等.2010—2012 年中国城市孕妇贫血及维生素 A、维生素 D 营养状况［J］.中华预防医学杂志,2017,51(2):125-131.

［2］姜珊,庞学红,段一凡,等.2010—2012 年中国孕妇贫血流行状况及相关因素［J］.中华预防医学杂志,2018,52(1):21-25.

［3］毕烨,段一凡,王杰,等.2010—2012 年中国孕妇孕期增重状况及其相关因素［J］.中华预防医学杂志,2018,52(1):26-30.

［4］中国营养学会.中国居民膳食指南(2022)［M］.北京:人民卫生出版社,2022.

［5］WORLD HEALTH ORGANIZATION. WHO recommendations on antenatal care for a positive pregnancy experience［A］. Geneva:World Health Organization,2016.

［6］GIBBS H D,Ellerbeck E F,Befort C,et al. Measuring Nutrition Literacy in Breast Cancer Patients:Development of a Novel Instrument［J］. J Cancer Educ,2016(31):493-499.

［7］GIBBS H D,ELLERBECK E F,GAJEWSKI B,et al. The Nutrition Literacy Assessment Instrument is a Valid and Reliable Measure of Nutrition Literacy in Adults with Chronic Disease［J］. J Nutr Educ Behav,2017(50):247-257.

［8］DOUSTMOHAMMADIAN A,OMIDVAR N,KESHAVARZ - MOHAMMADI N,et al. Developing and validating a scale to measure Food and Nutrition Literacy(FNLIT)in elementary school children in Iran［J］. PLoS ONE,2017(12):e0179196.

［9］SHAN D,QI Z,JING L,et al. Investigation of nutritional knowledge,attitude and health behavior of pregnant women and analysis of influencing factors Matern［J］. Child Health Care China,2016(31):345-347.

［10］胡倩倩.孕妇营养知识,态度,行为问卷研制及应用研究［D］.合肥:安徽医科大学,2009.

［11］MONTEIRO M,FONTES T,FERREIRA-PÊGO C. Nutrition Literacy of Portuguese Adults:A Pilot Study［J］. Int J Environ Res Public Health,2021,18(6):3177.

第四章

乳母营养素养

哺乳期是母亲哺育后代的特殊的生理时期,通过母乳喂养,为婴幼儿提供生长发育所必需的营养,从而为其一生健康奠定基础。在该阶段,母亲自身也处于身体功能恢复阶段。因此,乳母不仅要为婴幼儿提供充足的营养来源,还要保证自身的营养需求,补偿妊娠、分娩造成的巨大损耗,满足机体修复所需的物质和能量供应。由于营养需求的增加,乳母发生营养健康问题的风险也随之上升。当前,我国乳母面临多种营养健康问题,主要包括膳食结构不合理,维生素 D、维生素 B_{12}、铁和锌等多种微量营养素摄入不足,产后生育性肥胖和产后体重滞留等。

改善乳母营养健康状况的核心是促进其形成健康的饮食行为,后者有赖于对营养和食物的基本认知。当前,我国乳母营养知识水平较低,对营养摄入和营养保健的知识掌握较差,对营养与疾病关系的认知不足,特别是对产褥期的营养和相关行为认知存在偏差。因此,提升乳母的营养素养水平,进而改善其饮食行为是改善乳母营养健康状况的重要手段。然而,当前国内尚缺乏乳母营养素养相关的研究。因此,有必要开发建立中国乳母营养素养核心信息及其评价工具,为乳母营养知识的普及以及乳母营养素养水平的评估和监测提供科学有效的辅助干预工具。

第一节　乳母营养素养核心信息

乳母营养素养核心信息的框架体系参考《中国公民健康素养66条——基本知识与技能》,涵盖 3 个维度:基本知识与理念、生活方式与饮食行为、基本技能;以知-信-行理论(KABP)为理论基础;建立的乳母营养素养核心信息在内容上充分参考《中国孕妇、乳母膳食指南(2022)》《中国婴幼儿喂养指南(2022)》以及国外其他哺乳期妇女营养及喂养相关的推荐和建议;并充分考虑当前我国乳母存在的主要营养健康问题;此外,核心信息内容在与已发布的公民健康素养条目保持一致的前提下,对其中乳母膳食营养相关的内容进行扩展和深入,具有充分的理论基础和科学依据。

一、制定过程

乳母营养素养核心信息的制定过程包括建立乳母营养素养核心信息框架体系、构建乳母营养素养核心信息、德尔菲法专家咨询、核心信息筛选以及确定最终核心信息等过程。

1. 中国乳母营养素养框架体系的确定　核心信息框架体系参考《中国公民健康素养 66 条——基本知识与技能》,分为 3 个维度:基本知识与理念、生活方式与饮食行为、基本技能。

2. 营养素养核心信息构建　在文献综述的基础上,以当前我国乳母的营养健康问题为导向,以正式发布的乳母营养或膳食相关的推荐或建议为参考,构建核心信息。在已经确定的 3 个维度下,确定每个维度包含的主题,以及各主题包含的核心信息。①维度一,基本知识与理念:基本营养理念、食物与营养知识、营养与疾病知识;②维度二,生活方式与饮食行为:生活方式、饮食行为、喂养行为;③维度三,基本技能:辅食制作,获取、理解和应用营养信息,营养信息的识别与营养决策。

3. 德尔菲法专家咨询　专家组由来自妇幼营养、妇产科学、健康教育及营养与疾病等领域,具备高级职称,从事相关工作 5 年及以上,理论和实践经验丰富的专家组成。开展两轮德尔菲法专家咨询。咨询专家参与的积极性较高,两轮专家咨询问卷的有效回收率分别为 81.8% 和 87.5%;专家意见的权威程度得分分别为(0.86 ± 0.11)分和(0.85 ± 0.06)分,提示专家意见的权威程度较高;核心信息重要性得分的平均值分别为(4.03 ± 1.24)分和(4.64 ± 0.50)分,核心信息重要性得分的变异系数分别为 0.31 和 0.10;专家意见协调系数分别为 0.556(χ^2=163.42,P<0.05)和 0.400(χ^2=64.41,P<0.05),提示专家意见协调一致。

4. 营养素养核心信息筛选　经两轮德尔菲法专家咨询后,根据各核心信息重要性得分的平均值和变异系数进行核心信息筛选,同时结合专家意见和建议,经小组讨论后,最终得到 24 条乳母营养素养核心信息。

二、核心信息

经过文献检索、德尔菲法专家咨询以及核心信息筛选过程后,得到 24 条乳母营养素养核心信息,详见表 4-1-1。

表 4-1-1　乳母营养素养核心信息

维度	核心信息
基本知识与理念（8 条）	1. 哺乳期食物多样不过量,保证营养均衡充足对母婴健康至关重要
	2. 哺乳期妇女应坚持平衡膳食、适度运动,逐步恢复至适宜体重
	3. 奶类含钙丰富,且易于吸收,是哺乳期钙的良好食物来源
	4. 母乳是婴儿最理想的天然食物,新生儿的第一口食物应该是母乳
	5. 提倡纯母乳喂养 6 个月,婴儿配方奶是不能纯母乳喂养时的无奈选择
	6. 新生儿出生后一周内可出现生理性体重下降,一般不超过出生体重的 7%
	7. 辅食添加首先从富含铁的泥糊状食物开始,遵循由少到多、由稀到稠、由细到粗、循序渐进的原则
	8. 母乳喂养利于母亲体重恢复,并可以降低母亲患乳腺癌、卵巢癌以及 2 型糖尿病的风险,降低婴儿感染性疾病和过敏的发生风险
生活方式与饮食行为（12 条）	9. 哺乳期妇女应忌烟酒
	10. 哺乳期妇女应适量增加富含优质蛋白质的食物摄入
	11. 哺乳期妇女每天应摄入充足的蔬菜水果,保证每天蔬菜摄入量为 400~500g,其中深色蔬菜(绿叶和红黄色蔬菜)占 2/3 以上
	12. 哺乳期妇女应适量增加富含维生素 A 的动物性食物摄入,每周吃 1~2 次动物肝脏
	13. 选用碘盐,每周吃 1~2 次含碘丰富的海产食物如海带、紫菜等
	14. 哺乳期妇女每天应增加奶类的摄入,使饮奶总量达到每日 500ml
	15. 哺乳期妇女应保证每天充足水分摄入,避免富含咖啡因的饮料
	16. 新生儿出生后应当尽早开始喂奶,早接触、早吸吮、早开奶
	17. 婴儿 6 月龄时开始添加辅食,并继续母乳喂养至 2 岁或 2 岁以上
	18. 婴儿出生后 2 周左右,开始每日补充维生素 D,纯母乳喂养的婴儿不需要补钙
	19. 婴儿 6 月龄内应该按需喂养
	20. 坚持让婴儿直接吸吮母乳,尽可能不使用奶瓶间接喂哺人工挤出的母乳
基本技能（4 条）	21. 定期监测婴幼儿体格指标,追求健康生长
	22. 婴幼儿辅食应单独制作,选用安全、优质、新鲜的食材,制作过程清洁卫生,保持食物原味,尽量少加糖、盐及各种调味品
	23. 注意食品标签,合理选择预包装食品
	24. 关注哺乳期营养信息,能够获取、理解、甄别、应用哺乳期营养信息

（一）基本知识与理念

1. **哺乳期食物多样不过量，保证营养均衡充足对母婴健康至关重要**　哺乳期营养均衡充足是持续母乳喂养的物质基础。与非哺乳期妇女相比，乳母需要增加营养摄入来同时维持母婴的营养需求。

2. **哺乳期妇女应坚持平衡膳食、适度运动，逐步恢复至适宜体重**　为满足哺乳期妇女对营养的需求，哺乳期膳食应该是在食物多样化基础上的平衡膳食。在平衡膳食的基础上，为促进产后体重恢复，乳母应该坚持规律的身体锻炼。

3. **奶类含钙丰富，且易于吸收，是哺乳期钙的良好食物来源**　奶及奶制品不仅钙含量高，且钙吸收率也高；奶类食品中还含有丰富的乳糖，乳糖也可以促进人体对钙的吸收。因此奶类食品是钙良好的食物来源。

4. **母乳是婴儿最理想的天然食物，新生儿的第一口食物应该是母乳**　母乳是婴儿最理想的食物，新生儿的第一口食物应该是母乳，在正常分娩的情况下，不宜添加白水、糖水和奶粉。

5. **提倡纯母乳喂养 6 个月，婴儿配方奶是不能纯母乳喂养时的无奈选择**　纯母乳喂养能满足婴儿 6 月龄以内所需要的全部液体、能量和营养素，是婴幼儿最佳的营养支持；母乳喂养经济、安全又方便，应坚持纯母乳喂养 6 个月。

6. **新生儿出生后一周内可出现生理性体重下降，一般不超过出生体重的7%**　新生儿在出生后一周内往往有体重减轻的现象，这属于正常生理现象。

7. **辅食添加首先从富含铁的泥糊状食物开始，遵循由少到多、由稀到稠、由细到粗、循序渐进的原则**　辅食是婴幼儿铁重要的食物来源，为了满足婴幼儿对铁的需要，应最先添加富含铁的泥糊状食物。引入新食物应该遵循由少到多的原则，随着婴儿辅食量增加，逐渐增加食物种类，并逐渐增加食物的稠厚度和粗糙度，辅食可以成为单独的一餐，随后过渡到辅食喂养与哺乳间隔的模式。

8. **母乳喂养利于母亲体重恢复，并可以降低母亲患乳腺癌、卵巢癌以及2型糖尿病的风险，降低婴儿感染性疾病和过敏的发生风险**　母乳喂养有益于母婴健康。一方面，母乳喂养有利于产后体重恢复，降低母体发生乳腺癌、卵巢癌和 2 型糖尿病等疾病的风险。另一方面，母乳中除了含有促进婴儿生长发育的营养物质外，还富含大量的功能性和保护性成分，可以促进婴儿免疫系统发育，降低婴幼儿感染性疾病的发病风险，预防腹泻、呼吸道感染、中耳炎、肺炎和脑膜炎等疾病的发生。

（二）**生活方式与行为**

9. **哺乳期妇女应忌烟酒**　《中国孕妇、乳母膳食指南（2022）》核心推荐哺乳期妇女应忌烟酒。

10. 哺乳期妇女应适量增加富含优质蛋白质的食物摄入　鱼、禽、蛋、瘦肉以及大豆类(大豆及其制品)是优质蛋白质的良好来源,建议适当增加摄入,以满足哺乳期妇女对蛋白质的需求。

11. 哺乳期妇女每天应摄入充足的蔬菜水果,保证每天蔬菜摄入量为400~500g,其中深色蔬菜(绿叶和红黄色蔬菜)占2/3以上　蔬菜、水果中含有丰富的维生素、矿物质及生物活性物质。果蔬摄入不足引起微量元素摄入不足,不利于母亲健康以及母乳喂养。另外,蔬菜种类不同,富含的营养成分存在差异,绿叶蔬菜是钙、叶酸的良好食物来源,红黄色蔬菜中富含胡萝卜素,这些微量元素对于哺乳期妇女至关重要。

12. 哺乳期妇女应适量增加富含维生素A的动物性食物摄入,每周吃1~2次动物肝脏　乳汁中维生素A的含量与乳母膳食维生素A的摄入密切相关,为满足婴幼儿的生长发育需求,哺乳期妇女应适当增加富含维生素A的食物摄入。动物性食物中的维生素A是视黄醇,可直接被吸收和利用,应注意选用。

13. 选用碘盐,每周吃1~2次含碘丰富的海产食物如海带、紫菜等　哺乳期间,为了维持乳汁的分泌,乳母对碘的需求量增加,乳汁中的碘含量与乳母膳食碘的摄入有关,因此,哺乳期维持充足的膳食碘摄入应选用碘盐,并适当摄入海带、紫菜、鱼、贝类等富含碘的食物。

14. 哺乳期妇女每天应增加奶类的摄入,使饮奶总量达到每日500ml　乳母对钙需求增加,每天摄入500ml牛奶,则可获得约540mg的钙,加之每天其他含钙丰富的食物摄入,如深绿色蔬菜、豆类及其制品、虾皮等,基本能够满足乳母对钙的需求。

15. 哺乳期妇女应保证每天充足水分摄入,避免富含咖啡因的饮料　哺乳期间,乳母分泌乳汁,每天有大量的水经乳汁排出,加之自身基础代谢增加,为了满足自身需求以及乳汁分泌,哺乳期妇女应保证充足的水分摄入,其总饮水量应达到2 100~2 300ml。茶和咖啡中含有咖啡因,可能造成婴儿兴奋,乳母应避免饮用浓茶和大量咖啡,推荐饮用白水。

16. 新生儿出生后应当尽早开始喂奶,早接触、早吸吮、早开奶　如果顺利分娩,母婴健康状况良好,婴儿娩出后应尽快吸吮母亲乳头,刺激母乳分泌并获得初乳。早接触、早吸吮、早开奶,是母乳喂养成功的关键。

17. 婴儿6月龄时开始添加辅食,并继续母乳喂养至2岁或2岁以上　母乳仍然可以为6月龄之后的婴幼儿提供部分能量,优质蛋白质、钙等重要营养素,以及抗体等各种免疫保护因子。继续母乳喂养可显著减少腹泻、中耳炎、肺炎等感染性疾病及食物过敏等过敏性疾病。同时,继续母乳喂养有助于促进母婴间的亲密连接,促进婴幼儿神经、心理发育。因此,纯母乳喂养 6 个月后,应继续母乳喂养至 2 岁或 2 岁以上。

18. **婴儿出生后 2 周左右,开始每日补充维生素 D,纯母乳喂养的婴儿不需要补钙**　母乳中维生素 D 的含量较低,全天泌乳总量中的维生素 D 不足 2.5μg。婴儿出生后生长发育加速,骨骼迅速生长,钙磷代谢活跃,而自身合成维生素 D 的能力较低,极易出现维生素 D 缺乏,因此婴儿出生后应补充维生素 D。婴儿出生后 2 周左右,采用维生素 D 油剂或乳化水剂,每日补充维生素 D 10μg（400IU）。

19. **婴儿 6 月龄内应该按需喂养**　母乳喂养应顺应婴儿胃肠道成熟和生长发育过程,6 月龄之内应该按需喂养。

20. **坚持让婴儿直接吸吮母乳,尽可能不使用奶瓶间接喂哺人工挤出的母乳**　婴儿吃奶并不只是营养的需求,还有吸吮和情感的需求。母乳亲喂不仅可以满足婴儿吸吮的需求,还可以在宝宝和妈妈之间建立特殊的情感联系,增进母婴感情,这是奶瓶喂养无法具备的优势。因此,只要条件允许,应尽量选择母乳亲喂。

（三）基本技能

21. **定期监测婴幼儿体格指标,追求健康生长**　未满 6 月龄的婴儿生长速度较快,应每半个月测量一次身长和体重,7~24 月龄则需至少每 3 个月测量一次身长、体重和头围。

22. **婴幼儿辅食应单独制作,选用安全、优质、新鲜的食材,制作过程清洁卫生,保持食物原味,尽量少加糖、盐及各种调味品**　辅食应尽量保证食物原味,减少糖、盐的摄入量可减少儿童期和成年期肥胖、糖尿病、高血压、心血管疾病的发生,此外,淡口味饮食有助于降低婴幼儿偏挑食的风险。

23. **注意食品标签,合理选择预包装食品**　购买食品时,关注营养标签,根据自身的需要以及健康状况,科学选择适宜自己的食品。

24. **关注哺乳期营养信息,能够获取、理解、甄别、应用哺乳期营养信息**　哺乳期获取营养信息并能理解、判断最终利用营养知识和信息改善自身行为是哺乳期妇女应该掌握的一项基本技能。

第二节　哺乳期妇女营养素养问卷

育龄妇女承担着孕育后代的责任,其营养健康状况影响到自身及后代的健康结局。营养素养项目组已经初步完成对孕期妇女营养素养及评价工具的建立工作,在此之后,继续开展针对乳母的营养素养评价工具研究。当前我国乳母主要存在膳食结构失衡、部分微量营养素摄入不足、生育性肥胖/产后体重滞留相关问题,营养素养水平不足是上述营养健康问题的重要原因之一。因此开发适用于中国乳母的营养素养评价工具(nutrition literacy assessment instrument for lactating women,NLAI-L),可为评价中国乳母营养素养水平,有效改善其营养健康状况提供工具支持。

在乳母营养素养核心信息的基础上,通过文献检索、专家咨询和小组讨论的方式初步建立乳母营养素养条目池,开展德尔菲法专家咨询以及预调查,进行条目筛选,初步形成乳母营养素养评价工具;在目标人群中开展线上和现场调查,对初步形成的乳母营养素养评价工具进行信度和效度检验。

一、适用对象

适用于健康且无阅读、交流、书写障碍的乳母。

二、问卷结构

NLAI-L分为两部分,第一部分为一般情况调查,对乳母一般人口学资料如年龄、职业、文化程度、经济状况等进行调查,同时调查乳母生育史、疾病史、喂养方式等;第二部分为乳母营养素养问卷。乳母营养素养问卷分为基本知识与理论(简称"知识")、膳食行为和生活方式(简称"行为")和基本技能(简称"技能")三个维度。每个维度下包含不同主题,共9个主题,38个条目。知识维度:喂养知识、健康生活方式知识以及膳食与营养知识;行为维度:健康膳食行为;技能维度:营养标签的阅读和理解、乳母体重管理、婴幼儿体重管理和营养信息获取与营养决策(表4-2-1)。乳母营养素养问卷见表4-2-2。

表 4-2-1　乳母营养素养评价工具框架体系

维度	组成	条目数量
知识	喂养知识　第一部分	9
	喂养知识　第二部分	5
	健康生活方式知识	2
	膳食与营养知识	6
行为	健康膳食行为	6
技能	营养标签阅读和理解	4
	乳母体重管理	1
	婴幼儿体重管理	2
	营养信息获取与营养决策	3
合计		38

表 4-2-2 乳母营养素养问卷

1. 哺乳期间,乳母吃得越多越好。 ①非常同意　②同意　③不确定　④不同意　⑤非常不同意
2. 下列哪种食物富含维生素 A？ ①米饭　②白菜　③苹果　④鸡肝　⑤不知道
3. 下列哪种食物中的钙最易吸收？ ①苹果　②菠菜　③牛奶　④猪肉　⑤不知道
4. 下面给出生活中常见的几种食物,请您判断这些食物的类别,并在括号中写上编号。 ①谷薯类　②蔬菜水果类　③畜禽鱼蛋奶类　④大豆坚果类　⑤油脂类　⑥不知道 土豆(　　)扁豆(　　)番茄(　　)牛　　奶(　　)面条(　　) 猪肉(　　)豆浆(　　)花生(　　)葵花籽油(　　)苹果(　　)
5. 在甲状腺功能正常的情况下,哺乳期妇女应注意常吃含碘丰富的食物(如紫菜、海带、海鱼)。 ①非常同意　②同意　③不确定　④不同意　⑤非常不同意
6. 哺乳期适当增加富含 n-3 多不饱和脂肪酸食物(如海产鱼、虾)的摄入,有利于婴儿大脑和视网膜发育。 ①非常同意　②同意　③不确定　④不同意　⑤非常不同意
7. 乳母应忌吸烟饮酒,并防止母亲及婴儿吸入二手烟。 ①非常同意　②同意　③不确定　④不同意　⑤非常不同意
8. 乳母应避免长期大量饮用含有咖啡因的浓茶、咖啡。 ①非常同意　②同意　③不确定　④不同意　⑤非常不同意
9. 新生儿的第一口食物应该是母乳。 ①非常同意　②同意　③不确定　④不同意　⑤非常不同意
10. 正常情况下,母乳能满足 6 月龄内婴儿生长发育的营养需要。 ①非常同意　②同意　③不确定　④不同意　⑤非常不同意
11. 母乳喂养的好处有哪些？（多选题） ①有助于母亲产后体重恢复　②降低母亲乳腺癌和卵巢癌的发生风险　③降低婴儿感染性疾病及过敏性疾病的发生风险　④有利于婴儿心理行为和情感发展　⑤不知道
12. 新生儿出生后一周内可出现生理性体重下降,一般在产后 7~10 天可以恢复至出生体重。 ①非常同意　②同意　③不确定　④不同意　⑤非常不同意
13. 足月健康分娩的婴儿,纯母乳喂养时期不需要额外补钙。 ①非常同意　②同意　③不确定　④不同意　⑤非常不同意

14. 对于 6 月龄内的婴儿来说,配方奶粉的营养价值完全等同于母乳。 ①非常同意　②同意　③不确定　④不同意　⑤非常不同意
15. 婴儿一般从什么时候需要开始添加辅食? ①1 月龄　②3 月龄　③6 月龄　④1 岁　⑤不知道
16. 世界卫生组织推荐母乳喂养至孩子多大? ①满 6 月龄　②满 12 月龄　③满 24 月龄及以上 ④添加辅食后不需要再进行母乳喂养　⑤不知道
17. 6 月龄内婴儿应该坚持纯母乳喂养,一般不需要给婴儿吃其他任何液体或固体食物 (包括水、配方奶粉、动物乳汁、固体半固体食物等)。 ①非常同意　②同意　③不确定　④不同意　⑤非常不同意
18. 在母婴健康状况良好的情况下,婴儿顺利分娩后,应尽早吸吮母亲乳头。 ①非常同意　②同意　③不确定　④不同意　⑤非常不同意
19. 母乳喂养的正确方式是? (多选) ①6 月龄之内应该按需喂养　②坚持让婴儿直接吸吮母乳,尽可能不使用奶瓶　③婴儿吸吮前不需要消毒乳头　④两侧乳房应交替哺喂,吸空一侧再吸另一侧　⑤不知道
20. 母乳中维生素 D 含量低,母乳喂养儿出生后数日内应该补充维生素 D。 ①非常同意　②同意　③不确定　④不同意　⑤非常不同意
21. 给婴儿添加辅食时,应该从富含铁的泥糊状食物开始。 ①非常同意　②同意　③不确定　④不同意　⑤非常不同意
22. 在制作婴儿辅食时,应该注意的是? (多选题) ①单独制作　②应保持食物原味,不需要额外加糖、盐及刺激性调味品　③制作过程始终保持清洁卫生　④宜采用蒸、煮,少用或不用煎炸的烹饪方式　⑤不知道
23. 您每天平均摄入(　　　)种食物(如食用了苹果和梨,计为 2 种食物)。 ①3~5 种　②6~8 种　③9~11 种　④12 种及以上　⑤不知道
24. 哺乳期间,您平均每天吃(　　　)蔬菜(生重)? (1 两 =50g) ①完全不吃　②不足 200g(不足 4 两)　③200~400g(4~8 两) ④500g 及以上(1 斤及以上)　⑤不知道
25. 哺乳期间,您每天摄入的蔬菜中,深色蔬菜(绿色、红色、紫色和/或橙色蔬菜)所占的 比例大约有多少? ①没有　②不足一半　③1/2~2/3　④2/3 及以上　⑤不知道
26. 哺乳期间,您每天实际的饮奶量为(　　　)ml。 ①完全不喝　②100~200　③200~300　④400 及以上　⑤不知道

27. 哺乳期间,您每天实际的饮水量为( )ml。

　　①200~500　②500~1 000　③1 100~2 000　④2 100 及以上　⑤不知道

28. 哺乳期间,您是否会关注自己的体重恢复情况?

　　①完全不会　②极少会　③有时会　④经常会　⑤总是会

29. 一位乳母当前的体质指数(BMI)为 $27.5kg/m^2$,请问她的体重属于哪种情况?

　　①过低　②正常　③超重　④肥胖　⑤不知道

30. 6 月龄内婴儿应该多久测量一次身长、体重?

　　①每半个月　②每 1 个月　③每 2 个月　④每 3 个月　⑤不知道

31. 7~24 月龄婴儿应该多久测量一次身长、体重?

　　①每半个月　②每 1 个月　③每 2 个月　④每 3 个月　⑤不知道

32. 您会主动向医生或围产保健营养师寻求营养建议和指导吗?

　　①完全不会　②极少会　③有时会　④经常会　⑤总是会

33. 面对各种渠道来源的营养知识与信息,应该怎么做?

　　①全盘接受　②进行甄别后选择性接受　③完全不接受
　　④根本无法获得营养知识与信息　⑤不知道怎么做

34. 在确定营养知识和信息的正确性后,您会据此调整先前不正确的饮食行为吗?

　　①完全不会　②极少会　③有时会　④经常会　⑤总是会

35. 在购买包装食品时,您会关注食品的营养标签吗?

　　①完全不会　②极少会　③有时会　④经常会　⑤总是会

36. 食品 A 的营养成分表如下所示,若食品 A 净重 200g,您完整进食食品 A 后,将会摄入( )g 蛋白质。

　　①3.4　②6.8　③10.2　④不知道

食品 A　营养成分表

项目	每100g	营养素参考值
能量	298千焦	4%
蛋白质	3.4克	4%
脂肪	4.2克	7%
碳水化合物	5.0克	2%
钠	62毫克	3%

37. 食品 B 的营养成分表如下所示,若食品 B 净重为 100g,您完整进食食品 B 后,将会摄入( )千焦能量。

　　①2 361　②1 181　③4 722　④不知道

续表

食品B　营养成分表

项目	每100g	营养素参考值
能量	2 361千焦	28%
蛋白质	3.8克	6%
脂肪	35.9克	60%
碳水化合物	58.5 克	19%
钠	400毫克	20%

38. 若您完整进食相同重量的食品 A 或食品 B,您从哪种食品中获得的脂肪更多?
　　①食品 A　　②食品 B　　③一样多　　④不知道

食品A　营养成分表

项目	每100g	营养素参考值
能量	298千焦	4%
蛋白质	3.4克	4%
脂肪	4.2克	7%
碳水化合物	5.0 克	2%
钠	62毫克	3%

食品B　营养成分表

项目	每100g	营养素参考值
能量	2 361千焦	28%
蛋白质	3.8克	6%
脂肪	35.9克	60%
碳水化合物	58.5 克	19%
钠	400毫克	20%

三、评价方法及说明

乳母营养素养问卷包括单项选择题、多项选择题、Likert-5 分题,共 38 题,每题分值均为 2 分,乳母营养素养问卷满分为 76 分。单项选择题,选对得 2 分,选错得 0 分。多选题包含两个及以上正确选项,全部选对得 2 分,少选得 1 分,选错或不选得 0 分。在 Likert-5 分题中,选项分为"非常同意""同意""不确定""不同意""非常不同意",对于正向题目,选择"非常同意"得 2 分,选择"同意"得 1 分,选择"不确定"或"不同意"或"非常不同意"得 0 分,反之亦然。与行为相关的频率题,正向行为,"总是"得 2 分,"经常"得 1 分,"有时""偶尔""从不"均得 0 分,反之亦然。孕妇营养素养评价工具共 38 个题目,总分为 76 分,得分在总分的 80% 及以上为"优秀",60%~80% 为"良好",60% 以下为"不及格"。乳母营养素养评价工具题目对应的核心信息见表 4-2-3。

表 4-2-3　乳母营养素养核心信息对应题目

维度	核心信息	题目
基本知识与理念（8条）	1. 哺乳期食物多样不过量,保证营养均衡充足对母婴健康至关重要	1,4,23
	2. 哺乳期妇女应坚持平衡膳食、适度运动,逐步恢复至适宜体重	28,29
	3. 奶类含钙丰富,且易于吸收,是哺乳期钙的良好食物来源	3
	4. 母乳是婴儿最理想的天然食物,新生儿的第一口食物应该是母乳	9
	5. 提倡纯母乳喂养 6 个月,婴儿配方奶是不能纯母乳喂养时的无奈选择	10,11,14,17
	6. 新生儿出生后一周内可出现生理性体重下降,一般不超过出生体重的 7%	12
	7. 辅食添加首先从富含铁的泥糊状食物开始,遵循由少到多、由稀到稠、由细到粗、循序渐进的原则	21
	8. 母乳喂养利于母亲体重恢复,并可以降低母亲患乳腺癌、卵巢癌以及 2 型糖尿病的风险,降低婴儿感染性疾病和过敏的发生风险	11
生活方式与饮食行为（12条）	9. 哺乳期妇女应忌烟酒	7,27
	10. 哺乳期妇女应适量增加富含优质蛋白质的食物摄入	1
	11. 哺乳期妇女每天应摄入充足的蔬菜水果,保证每天蔬菜摄入量为 400~500g,其中深色蔬菜(绿叶和红黄色蔬菜)占 2/3 以上	24,25
	12. 哺乳期妇女应适量增加富含维生素 A 的动物性食物摄入,每周吃 1~2 次动物肝脏	2
	13. 选用碘盐,每周吃 1~2 次含碘丰富的海产食物如海带、紫菜等	5
	14. 哺乳期妇女每天应比孕前增饮 200ml 牛奶,饮奶总量达到每日 400~500ml	26
	15. 哺乳期妇女应保证每天充足水分摄入,避免富含咖啡因的饮料	8
	16. 新生儿出生后应当尽早开始喂奶,早接触、早吸吮、早开奶	18
	17. 婴儿 6 月龄时开始添加辅食,并继续母乳喂养至 2 岁或 2 岁以上	15,16
	18. 婴儿出生后 2 周左右,开始每日补充维生素 D,纯母乳喂养的婴儿不需要补钙	13,20
	19. 婴儿在 6 月龄内应该按需喂养	
	20. 坚持让婴儿直接吸吮母乳,尽可能不使用奶瓶间接喂哺人工挤出的母乳	19
基本技能（4条）	21. 定期监测婴幼儿体格指标,追求健康生长	30,31
	22. 婴幼儿辅食应单独制作,选用安全、优质、新鲜的食材,制作过程清洁卫生,保持食物原味,尽量少加糖、盐及各种调味品	22
	23. 注意食品标签,合理选择预包装食品	35,36,37,38
	24. 关注哺乳期营养信息,能够获取、理解、甄别、应用哺乳期营养信息	32,33,34

四、信度和效度评价

(一) 难度区分度

结果显示,38 个条目难度在 0.06~0.97 之间,平均难度为 0.46。区分度在 0.03~0.63 之间,平均区分度为 0.34。

(二) 内容效度

Pearson 相关系数　知识维度条目与维度相关性在 0.28~0.59 之间;行为维度中相关性在 0.53~0.65 之间;技能维度中相关性在 0.28~0.648 之间。

(三) 结构效度

1. **探索性因子分析**　分别从知识、行为、技能维度进行探索性因子分析。3 个维度 KMO>0.5,Bartlett's 球形检验 $P<0.05$,均适合作探索性因子分析。知识维度经多次调整,取 4 个主成分,累积解释 38.87%,分别为喂养知识第一部分、喂养知识第二部分、生活方式、食物与营养,喂养两部分的区别在于喂养第一部分全部为 Likert-5 分题,喂养第二部分多为填空选择题,相同题型共性程度较高。各条目因子载荷为 0.23~0.79;在行为维度中,提取 1 个主成分为饮食生活方式行为,累积解释 35.30%;在技能维度中,提取 4 个主成分,累积解释 59.22%,分别为食物标签、信息鉴别、婴幼儿体重管理、乳母体重管理维度,各条目因子载荷为 0.52~0.92。

2. **验证性因子分析**　模型分析结果显示,整体调查问卷 GFI 及 AGFI 分别为 0.813 和 0.791,RMSEA 为 0.057,知识、行为和技能维度各相关指标均达到可接受范围,详见表 4-2-4。

表 4-2-4　乳母营养素养问卷验证性因子分析

维度	χ^2	df	P	χ^2/df	GFI	AGFI	RMSEA
NLAI-L	1 508.652	662	0.000	2.279	0.813	0.791	0.057
知识	314.588	203	0.000	1.550	0.930	0.913	0.037
行为	8.790	9	0.457	0.977	0.993	0.983	0.000
技能	55.290	30	0.003	1.843	0.974	0.952	0.046

(四) 信度

整体工具的 Cronbach's α 系数为 0.838,分半信度中 Spearman Brown 系数和 Guttman 分半系数分别为 0.74 和 0.74,信度尚可。知识、行为和技能维度 Cronbach's α 系数依次为 0.79、0.67 和 0.59,内部一致性在可接受范围内。

第三节 乳母营养素养评价

营养素养项目组已经完成前期构建的信度和效度良好的乳母营养素养评价工具,在此基础上,对我国乳母营养素养水平进行评价,探索其相关因素,以解决当前由于缺乏相应的评价工具,我国乳母营养素养水平及其关键影响因素不明确的问题,为进一步制定乳母营养健康状况改善相关的干预措施提供依据。

一、乳母营养素养水平

营养素养项目组于 2020 年 9 月至 2020 年 12 月采用线上和现场调查相结合的方式,现场调查点包括北京市 3 家合作医院,共招募乳母 793 名,对其进行营养素养问卷调查。本次调查中,乳母营养素养问卷的平均得分为(45.04 ± 9.53)分,最高分 74.00 分,最低分 16.60 分。知识维度总分 44 分,平均得分为(28.50 ± 6.07)分;行为维度总分 12 分,平均得分为(4.75 ± 2.47)分;技能维度总分 20 分,平均分为(11.79 ± 3.48)分。知识维度作答情况最好,得分率最高,技能维度次之,行为维度最低,提示尽管乳母营养相关知识掌握较好,营养相关行为不足的情况仍然普遍存在,综合采取有效措施改善乳母营养健康行为应成为亟待解决的问题之一。总分及各维度得分详见表 4-3-1。

表 4-3-1 乳母营养素养得分情况

主题	题目数	最小值/分	最大值/分	平均分数/分	平均分/满分/%
知识	22	8.40	44.00	28.50 ± 6.07	64.78
行为	6	0.00	12.00	4.75 ± 2.47	39.54
技能	10	1.00	19.00	11.79 ± 3.48	58.97
总分	38	16.60	74.00	45.04 ± 9.53	59.27

二、乳母营养素养相关因素

本次调查分析的相关因素有年龄、职业、受教育程度、孕前 BMI、产后 BMI、分娩方式、出生体重、产后 0~4 个月喂养方式、产后 5~6 个月喂养方式。其中年龄、受教育程度、孕前 BMI、产后 BMI、出生体重为有序分类变量。职业、分娩方式、产后 0~4 个月喂养方式、产后 5~6 个月喂养方式为分类变量。对于 NLAI-L 总得分,经比较,年龄 <25 岁组与其他年龄组营养素养总分差异有统计学意义($P<0.05$)。家庭主妇和待业组与企事业单位和专业技术人员组得分

差异有统计学意义（*P*<0.05）。营养素养得分平均分随受教育程度的增加而升高。产后超重组总分平均分最低，且与产后体重正常组比较差异有统计学意义（*P*<0.05）。

知识维度得分：不同年龄、职业、受教育程度、产后 BMI、产后 0~4 个月喂养方式、产后 5~6 个月喂养方式分组分别在知识维度营养素养的得分差异有统计学意义（*P*<0.05）。年龄 <25 岁组与其他年龄组营养素养知识维度得分差异有统计学意义（*P*<0.05）。家庭主妇和待业组较企事业单位和专业技术人员组在知识维度得分低，且差异有统计学意义。在受教育程度各组比较中，表现出受教育程度越高知识维度得分越高。产后体重超重组在技能维度得分最低。产后 0~4 个月喂养方式分析中，纯母乳组在知识维度得分最高，分数依次降低，人工喂养组最低，纯母乳喂养组分别与混合喂养组和人工喂养组差异有统计学意义。产后 5~6 个月喂养方式比较中，纯母乳喂养组在知识维度得分最高，与混合喂养组比较差异有统计学意义（*P*<0.05）。

行为维度得分：不同年龄、职业、受教育程度分组分别在膳食行为维度得分具有统计学差异。年龄 <25 岁组与 30~35 岁组及 >35 岁年龄组行为维度得分差异有统计学意义（*P*<0.05）。家庭主妇、待业人员和其他劳动者在行为维度得分较专业技术人员组得分低，且差异有统计学意义。受教育程度越高，行为维度得分越高。

技能维度得分：不同年龄、职业、受教育程度、产后 BMI 分组分别在基本技能维度得分具有统计学差异。年龄因素经两两比较，尚不能认为各年龄段之间差异有统计学意义。家庭主妇、待业人员和其他劳动者在技能维度得分较专业技术人员得分低，且差异有统计学意义。产后肥胖组在技能维度得分最低，分别与产后消瘦组和产后体型正常组的差异有统计学意义。各维度得分影响因素汇总见图 4-3-1。

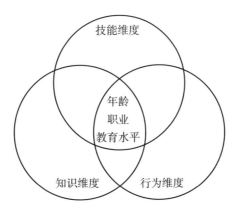

图 4-3-1 乳母营养素养各维度得分影响因素韦恩图

采用多重线性回归,根据年龄、职业、受教育程度、产后 BMI、产后 0~4 个月喂养方式预测哺乳期妇女营养素养总分。结果显示,年龄越大、受教育程度越高,NLAI-L 得分越高,产后 BMI 水平、产后 0~4 个月喂养方式与 NLAI-L 得分呈负相关。

使用 NLAI-L 系统评价乳母营养素养水平,并分析与营养素养水平相关的可预测因素;初步提出年龄和受教育水平与 NLAI-L 得分呈正相关,而产后 BMI 水平、产后 0~4 个月喂养方式与 NLAI-L 得分负相关,由此为依据可以初步确定乳母营养宣教和营养健康改善的主要目标人群。但由于当前尚缺乏乳母膳食摄入状况以及产后健康结局相关数据,乳母营养素养水平与健康结局的关系需要进一步探索,可以作为未来重点的研究方向之一,以便为我国乳母营养健康改善政策和措施的制定提供科学依据。

(许雅君　周雅琳　谭雨薇)

参考文献

[1] 庞学红,杨振宇,王杰,等.2013 年中国乳母维生素 D 营养状况及其影响因素[J].中华预防医学杂志,2016,50(12):1056-1060.

[2] 毕烨,段一凡,王杰,等.2013 年中国乳母叶酸缺乏状况及其影响因素[J].中华预防医学杂志,2016,50(12):1050-1055.

[3] 段一凡,姜珊,王杰,等.2013 年中国乳母产后 1 个月的膳食状况[J].中华预防医学杂志,2016,50(12):1043-1049.

[4] 王杰,杨振宇,庞学红,等.2013 年中国乳母产后体重滞留状况及其影响因素[J].中华预防医学杂志,2016,50(12):1067-1073.

[5] 中国营养学会.中国居民膳食指南(2022)[M].北京:人民卫生出版社,2022.

[6] 中华医学会儿科学分会儿童保健学组,中华医学会围产医学分会,中国营养学会妇幼营养分会,等.母乳喂养促进策略指南(2018 版)[J].中华儿科杂志,2018,56(4):261-266.

[7] 中华人民共和国卫生健康委员会.关于印发《母婴健康素养——基本知识与技能(试行)》的通知[EB/OL].[2021-08-28].http://www.nhc.gov.cn/zwgk/wtwj/ 201304/6d2dd1401b274173b62809c54799be1d.shtml.

[8] WHO. Guideline:counselling of women to improve breastfeeding practices [EB/OL].(2018-01-01)[2022-12-20]. https://www.who.int/nutrition/publications/guidelines/counselling-womenimprove-bf-practices.

[9] WHO,UNITED NATIONS CHILDREN'S FUND(UNICEF). Global Strategy for Infant and Young Child Feeding [M]. Geneva:World Health Organization,2003.

[10] WHO. Guideline:Sugars intake for adults and children [EB/OL].(2015-03-04)[2022-11-25]. http://www.who.int/nutrition/publications/guidelines/sugars_intake/en/.

[11] LIAO L L,LAI I J. Construction of Nutrition Literacy Indicators for College Students in Taiwan:A Delphi Consensus Study [J]. Journal of nutrition education and behavior,2017,

49（9）:734-742.

[12] ZOELLNER J,CONNELL C,BOUNDS W,et al. Nutrition literacy status and preferred nutrition communication channels among adults in the Lower Mississippi Delta [J]. Prev Chronic Dis,2009,6（4）:128.

[13] GIBBS H D. Nutrition literacy:foundations and development of an instrument for assessment [D]. Champaign:University of Illinois at Urbana-Champaign,2012.

[14] MALLOY-WEIR L,COOPER M. Health literacy,literacy,numeracy and nutrition label understanding and use:a scoping review of the literature [J]. Journal of human nutrition and dietetics,2017,30（3）:309-325.

[15] ZHOU Y L,LIU W,LI Y,et al. Establishment of nutrition literacy core items for Chinese lactating women [J]. Zhonghua Yu Fang Yi Xue Za Zhi,2020,54（10）:1087-1092.

[16] XUE J,LIU Y,SUN K,et al. Validation of a newly adapted Chinese version of the Newest Vital Sign instrument [J]. PloS ONE,2018,13（1）:e0190721.

第五章

学龄前儿童营养素养

　　学龄前儿童是指满 2 周岁至未满 6 周岁的儿童,其营养状况不仅影响儿童时期的体格和智力发育,对整个生命周期的健康也会产生重要影响。学龄前期也是儿童饮食行为和生活方式发展的关键时期,饮食行为和生活方式一旦形成,往往会持续到成年期,对一生的健康和幸福产生影响。

　　婴儿满 6 月龄后开始逐渐添加辅食,经过 7~24 月龄期间膳食模式的过渡和转变,学龄前儿童摄入的食物种类和膳食结构已经逐渐接近成年人。然而,这一时期儿童自主性萌发,开始对食物表现出不同的兴趣和喜好,容易出现挑食偏食问题;而且学龄前儿童注意力不易集中,易受环境干扰,如电视、玩具、游戏等,会降低儿童对食物的关注度,影响进食量和食物的消化吸收。与此同时,学龄前儿童的生活自理能力不断提高,好奇心、学习能力和模仿能力增强,是提高营养认知、培养饮食行为的重要阶段。

　　儿童期获得的关于食物营养知识会影响儿童日后的饮食偏好和食物选择。为了保证儿童最佳体格和认知发育、维持健康体重、享受食物并降低患慢性病的风险,家庭和托幼机构应采取适当方式培养学龄前儿童树立正确营养认知和养成健康饮食行为。良好的营养素养有助于增加儿童对食物的正确认识,促进健康饮食行为的养成,是儿童合理营养、健康成长的保障。目前国内外营养素养的研究主要以成年人为主,所涉及的内容并不适合学龄前儿童的认知水平和饮食营养特点。因此,很有必要制定学龄前儿童营养素养的核心信息和评价工具。

第一节   学龄前儿童营养素养核心信息

采用文献分析和专家一致性评价,初步拟定了"学龄前儿童营养素养核心信息",为下一步制定营养素养评价工具搭建理论基础,并为学龄前儿童营养教育提供核心内容。

一、制定过程

(一) 文献分析

以"营养素养(nutrition literacy)""食物素养(food literacy)""食物营养素养(food and nutrition literacy)""营养健康素养(nutrition and health literacy)""认知(cognition)""心理发育(mental development,psychological development)""饮食行为(eating behavior)"以及"儿童(child,children)""学龄前儿童(preschool children,preschoolers)"等作为关键词,检索 PubMed、Web of Science、ScienceDirect、CNKI、万方等数据库于 1998—2019 年间发表的相关文献,并进行系统文献分析。以《中国居民膳食指南(2022)》《中国儿童青少年零食消费指南(2018)》《学龄前儿童(3~6岁)运动指南》等国内外应用范围广、认可度高的指南标准为核心证据,遵循《3~6岁儿童学习与发展指南》和儿童认知发展特点,依据本书第一章关于营养素养的概念框架,经项目组成员充分讨论,初步构建学龄前儿童营养素养概念框架和核心信息。

(二) 专家一致性评价

采用德尔菲法对条目进行专家一致性评价。共邀请专家9人,由营养、儿少卫生、健康教育等领域工作10年以上,具有丰富理论和实践经验的高级职称人员组成。通过邮件方式,向咨询专家发放"学龄前儿童营养素养核心信息专家咨询问卷"。

专家咨询问卷分为3部分:①研究背景,对学龄前儿童营养素养核心条目制定的背景、目的和依据进行详细介绍和说明;②专家咨询表,解释说明评分原则,请专家对营养素养核心条目重要性进行逐一评价;同时,设置开放性评价部分,以便专家对单一条目和全部条目提出意见和建议;③专家基本信息调查表,调查专家的研究领域、职称、工作年限、对营养素养条目的熟悉程度以及判断依据。

两轮专家咨询问卷的有效回收率分别为 88.9% 和 100%,专家参与度及积极程度较高;专家的权威程度分别为 0.88 分和 0.89 分,专家权威程度高,咨询结果可信。两轮咨询结束后,营养素养核心信息重要性得分的平均值分别为(4.57 ± 0.71)分和(4.55 ± 0.78)分;核心信息重要性得分的变异系数分别为 0.15

和 0.17;专家意见协调系数分别为 0.350（$P<0.05$）和 0.347（$P<0.05$）。综合两轮专家评分结果，对各条目的重要性得分平均数（M_j）和重要性得分变异系数（V_j）进行评价（条目的入选标准为 $M_j \geqslant 3.5$ 分且 $V_j<0.3$）。同时结合专家提出的开放性意见和建议，经小组讨论后最终得到 14 条学龄前儿童营养素养核心信息。

二、核心信息

经过文献分析和专家一致性评价，确定学龄前儿童营养素养涵盖认知和行为两个领域，认识食物、食物特点、食物选择、饮食行为、饮食安全、身体活动六个维度，共计 14 条核心信息，具体见表 5-1-1。

表 5-1-1　学龄前儿童营养素养核心信息

领域	维度	核心信息
认知	认识食物	1. 认识常见的食物
		2. 将食物简单分类
	食物特点	3. 了解食物的来源
		4. 了解食物的营养特点
		5. 简单辨别新鲜卫生的食物
行为	食物选择	6. 清淡饮食，少吃高盐、高糖、高脂肪食物
		7. 每日饮奶、足量饮水，不喝或少喝含糖饮料
		8. 合理选择零食，优选水果、奶类和坚果
	饮食行为	9. 珍惜食物，不浪费食物
		10. 不挑食偏食
		11. 专注进食，细嚼慢咽不拖延
		12. 自主进餐，学会并逐渐熟练使用餐具
	饮食安全	13. 餐前洗手，避免不洁进食
	身体活动	14. 积极参加各种形式的身体活动，减少久坐行为

1. 认识常见的食物　认识食物是儿童获取饮食营养信息的第一步，是形成多样饮食结构、培养健康饮食行为的基础。儿童可先从水果、蔬菜、坚果等常见食物开始，逐渐认识各种食物，以指导自身的食物选择，最终形成均衡多样的膳食结构。

2. 将食物简单分类　食物包括谷薯类及杂豆、动物性食物、大豆类和坚果、蔬菜水果和菌藻类、纯能量食物五大类。学龄前儿童可先从蔬菜、水果、坚果等常见食物类别开始，逐渐增进对不同食物类别的认识。

3. **了解食物的来源** 了解不同食物的生长过程、生长环境、生长特点、生产途径等,有利于增进对各种食物的认知与喜爱,避免或改正偏食挑食、浪费食物等不健康饮食行为。学龄前儿童可从蔬菜、水果类开始,逐渐增进对不同食物生长历程、特点等方面的认识。家长和老师要充分利用自然和实际生活机会,引导儿童通过观察、比较、操作、实验等方法学习饮食营养知识和技能,培养对各类营养信息的学习应用能力。

4. **了解食物的营养特点** 了解不同食物的营养特点,有利于更好地认识食物,指导自身的食物选择,培养健康饮食行为,促进健康成长。学龄前儿童可先从蔬菜、水果、奶类、添加糖等常见食物的典型营养特点开始,逐渐认识各类食物的营养特点。

5. **简单辨别新鲜卫生的食物** 新鲜食物是指近期生产或加工、存放时间短的食物。选择新鲜食物就是从源头上注意饮食卫生的第一关,因此学会辨别新鲜、卫生的食物,是保证饮食卫生的关键。学龄前儿童可通过看、触、闻等方法了解食物的外观、色泽、气味等感官指标,辨别食物是否新鲜卫生,增进对各类食物的兴趣与认识。

6. **清淡饮食,少吃高盐、高糖、高脂肪食物** 从小培养清淡口味,有助于形成一生的健康饮食行为。儿童口味以清淡为好,不应过咸、油腻和辛辣。推荐每日食盐摄入量:2~3 岁儿童 <2g,4~5 岁儿童 <3g。过多的糖摄入可增加龋齿、超重、肥胖的发生风险。推荐 2~3 岁儿童不摄入添加糖,4~5 岁儿童添加糖应控制在 <50g/d。在烹调方式上,应多选择蒸、煮、炖、煨等方式烹调食物,尽量少用油炸、烤、煎等方式烹调食物及零食。应尽可能选择原汁原味的美食,品尝和接纳各种食物的自然味道。推荐每日烹调油摄入量:2~3 岁儿童为 10~20g;4~5 岁儿童为 20~25g。

7. **每日饮奶,足量饮水,不喝或少喝含糖饮料** 奶及奶制品是儿童钙的最佳来源。处在快速生长发育阶段的 2~5 岁儿童应多饮奶,推荐每日摄入350~500g 奶类或相当量的奶制品。对于乳糖不耐受的儿童,可采取以下方法解决:①饮奶前或同时进食固体食物如主食;②少量多次饮奶;③选择酸奶;④选用无乳糖奶或饮奶时加用乳糖酶。

儿童补充水分最好的方式是饮用白水。建议 2~5 岁儿童每天水的总摄入量(即饮水和膳食中汤水、牛奶等总和)为 1 300~1 600ml。饮水时间应分配在一天中任何时刻,少量多次,以白水为主。推荐 2~3 岁儿童每日饮水量为600~700ml,4~5 岁儿童为 700~800ml。运动强度较大时,要注意运动中水和电解质的补充,运动后应根据需要及时补充足量的水分。

含糖饮料是儿童添加糖摄入的主要来源,多饮不但容易使口味变"重",还会养成不健康的饮食行为,造成超重和肥胖。建议学龄前儿童不喝含糖饮料,首选白水,更不能用含糖饮料替代白水。家长应以身作则,自己不喝含糖饮料。家庭或幼托机构不提供含糖饮料(如可乐、果汁饮料等)。

8. 合理选择零食,优选水果、奶类和坚果　三顿丰富的正餐与两次适量的加餐是学龄前儿童获得全面营养的保障。如果需要添加零食,应该少量,且选择健康零食。选择零食应注意以下几点:①吃好正餐,适量加餐,少量零食;②优选奶制品、水果、蔬菜和坚果;③少吃高盐、高糖、高脂肪及可能含有反式脂肪酸的食品;④不喝或少喝含糖饮料;⑤零食应新鲜、多样、易消化、营养卫生;⑥安静进食零食,谨防呛堵;⑦进食前洗手,吃完漱口,保持口腔清洁,睡前不吃零食;⑧注意进食安全,避免食用整粒的豆类、坚果,防止食物呛入气管发生意外,建议坚果和豆类食物磨成粉或打成糊状食用。

9. 珍惜食物,不浪费食物　勤俭节约美德是中华民族和家庭文化取向的基础。珍惜食物应从每个人做起,培养儿童遵守"杜绝浪费、尊重劳动、珍惜食物"的原则。鼓励儿童珍惜食物、不浪费食物;用自己的餐具吃饭,减少一次性碗筷餐具的使用;减少使用食品包装和白色(塑料制品)污染;不购买和食用保护类动植物。培养儿童点餐要适量,分餐不铺张;买需要的食物、小份的食物;剩余要打包,吃好不过量。

10. 不挑食偏食　2~5岁是培养健康饮食行为的关键阶段,挑食偏食是最常见的不健康饮食行为。由于儿童自主性的萌发,对食物可能表现出不同的喜好,出现一时性偏食和挑食,需要家长或老师适时、正确地加以引导和纠正,以免养成挑食、偏食的不健康饮食行为。应鼓励儿童选择多种食物,引导其多选择健康食物。对于儿童不喜欢吃的食物,可通过变更烹调方法或盛放容器(如将蔬菜切碎,将瘦肉剁碎,将多种食物制成包子或饺子等),也可采用重复小份量供应,鼓励尝试并及时给予表扬,不可强迫喂食;还可通过增进儿童身体活动量,增大能量消耗,增进食欲,提高食量。此外,家长和老师还应避免以食物作为奖励或惩罚的措施。

11. 专注进食,细嚼慢咽不拖延　学龄前儿童注意力不易集中,易受环境影响,如进食时看电视、做游戏等都会降低其对食物的关注度,影响进食和营养摄入,不专注的进食还容易使食物呛入气管发生意外。应培养儿童专注进食的饮食行为,避免追着喂、边吃边玩、边吃边看电视等行为;注意引导儿童吃饭细嚼慢咽不拖延,最好在30分钟内吃完。

12. 自主进餐,学会并逐渐熟练使用餐具　家长和老师应培养儿童自主进餐的能力。儿童的动作发展在3岁以前已基本完成,3岁以后向更准确、更有组织、更匀称协调的方向发展。2岁儿童手部动作逐渐准确,应学会用勺子吃饭;3岁儿童应能熟练用勺子吃饭;4岁儿童应学会用筷子吃饭;5岁儿童应能熟练使用筷子。让孩子自己使用筷子、勺子进食,养成自主进餐的饮食行为,既可增加儿童进食兴趣,又可培养其自信心和独立能力。

13. 餐前洗手,避免不洁进食　手是人与人之间传播疾病的主要途径。双手接触人类或动物粪便、体液(如鼻腔分泌物),或受到污染的食物或饮水,若没有及时有效清洁,细菌、病毒和寄生虫便有机会经双手传递给他人。洗手可以除去肉眼可见污物,减少手上所带的可能致病的微生物,有效预防疾病的传播,避免不洁饮食。学龄前儿童要逐渐学会使用肥皂(或洗手液)和流水洗手,养成在关键时间洗手的习惯,如厕后、接触食物前、玩耍后、接触动物及其住所后,均应用肥皂(或洗手液)洗手。

14. 积极参加各种形式的身体活动,减少久坐行为　身体活动是指骨骼肌收缩引起能量消耗的活动,包括职业活动、交通出行活动、家务活动、业余活动。儿童常见的身体活动包括走路、爬行、跑步、跳跃、攀爬、跳舞、骑行、跳绳等。久坐行为主要包括坐、斜倚以及躺着等状态,对于儿童,还包括在汽车座椅、婴儿椅、婴儿车、绑在或背在看护人身上等被限制的时间。家长和老师应培养儿童积极参加体育活动的习惯与兴趣,尤其是户外游戏与活动。户外活动能够实现对儿童体能、智能的锻炼培养,维持能量平衡,促进皮肤中维生素 D 的合成和钙的吸收利用。此外,增加户外活动时间,还可有效减少儿童近视的发生。

推荐学龄前儿童每天应进行不少于 180 分钟的各种强度的身体活动,3 岁及以上儿童每天应进行至少 60 分钟的中等强度至高等强度身体活动,每日至少 120 分钟的户外活动。除睡觉以外,避免让儿童有连续超过 60 分钟的被限制时间和久坐行为。每次看电视、玩平板电脑的连续使用时间不超过 15 分钟,每天累计时间最好不超过 60 分钟,越少越好。注意要在确保良好的身体状态下进行活动,如出现身体不适应尽快停止活动,让儿童休息。进餐和体力活动的相隔时间不少于 60 分钟。

第二节　学龄前儿童营养素养问卷

营养素养与学龄前儿童的身体发育和健康密切相关。目前国内外主要探究成年人的营养素养,尽管学龄前儿童在认知方面开始注意事物某方面的特性,记忆意识及方法不断提高,记忆内容也更加精细,但认知水平仍然有限,成年人的营养素养评价量表不适用。而以学龄前儿童为目标人群的营养素养相关研究尚不成熟,现有研究大多关注儿童对食物营养的认知情况及其影响因素或儿童饮食行为及其影响因素,各有侧重但都相对片面,无法完全适用于中国当前饮食环境下的学龄前儿童营养素养评价。

本评价工具根据目前学龄前儿童饮食行为问题与营养现状,在现有证据体系(规范、指南、建议等)以及文献检索基础上,初步提出学龄前儿童营养素养核心信息,制定学龄前儿童营养素养评价工具,为探索学龄前儿童营养素养状况提供标准测量工具,为改善学龄前儿童营养状况,培养健康饮食行为,促进其健康成长提供科学依据,促进国家相关健康建设指标的达成。

一、适用对象

考虑到学龄前儿童认知水平有限,因此,需要从儿童和家长两个角度评估学龄前儿童的营养素养水平。本评价工具适用于满 2 周岁至未满 6 周岁的学龄前儿童及其家长。考虑到不同年龄段儿童认知水平的差异,2~4 岁和 4~6 岁儿童问卷在题目数量的设置上有所差异。

二、问卷结构

学龄前儿童营养素养问卷分为儿童和家长两部分(表 5-2-1)。儿童问卷包括认知和技能两个领域,认识食物、食物特点、食物选择、饮食行为、饮食安全和身体活动六个维度,共计 12 个条目,2~4 岁儿童共 19 题,4~6 岁儿童共 21 题。儿童问卷均为纸质版问卷,有答题册和记录纸,题型包括识图题、单选题和操作题。

家长问卷仅包括技能领域,食物选择、饮食行为、饮食安全和身体活动四个维度,共计 8 个条目 14 题。不同年龄段学龄前儿童家长问卷内容一致。

表 5-2-1　学龄前儿童营养素养问卷

问卷编号:＿＿＿＿＿＿＿＿＿

学龄前儿童营养素养问卷(儿童部分)

使用说明:

本部分为《学龄前儿童营养素养问卷》儿童问卷部分,由 1~2 名调查员协助儿童答题,包括单选题、识图题和操作题,除调查问卷和记录表外,还需准备相关调查工具和独立调查空间,确保儿童单独作答,不受干扰。

一、工具清单

调查工具清单

序号	工具	数量	备注
1	食物卡片	1 套	食物卡片 13 张
2	勺子	1 只	长 15~16.5cm
3	儿童筷	1 双	长 16~18cm
4	碗	2 个	——
5	盘	3 个	——
6	干黄豆	若干	——
7	胡萝卜丝	若干	粗 2~3mm
8	刨丝器	1 个	可制作 2~3mm 粗细的胡萝卜丝

二、食物卡片缩略图

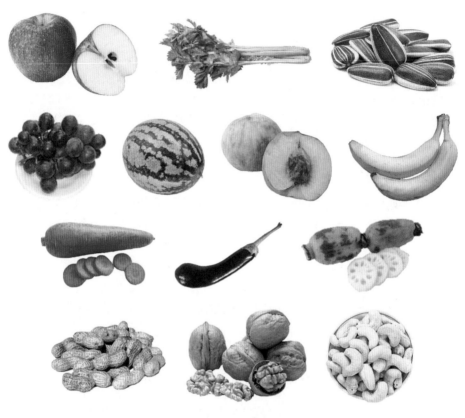

三、基本信息(填在每张记录表上,请勿填写在调查手册上!)

幼儿园:＿＿＿＿＿＿＿＿＿＿　　生　日:＿＿＿年＿＿＿月＿＿＿日

班　级:＿＿＿＿＿＿＿＿＿＿　　年　龄:＿＿＿岁＿＿＿月

姓　名:＿＿＿＿＿＿＿＿＿＿　　身　高:＿＿＿＿＿cm

性　别:＿＿＿＿＿＿＿＿＿＿　　体　重:＿＿＿＿＿kg

四、正式问卷

(一) 认识食物

1. 以下为25种食物图片,请小朋友根据给出的图片说出**食物名称**。(调查员将儿童回答情况记录在相对应表格中)

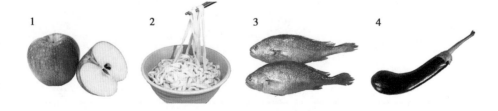

续表

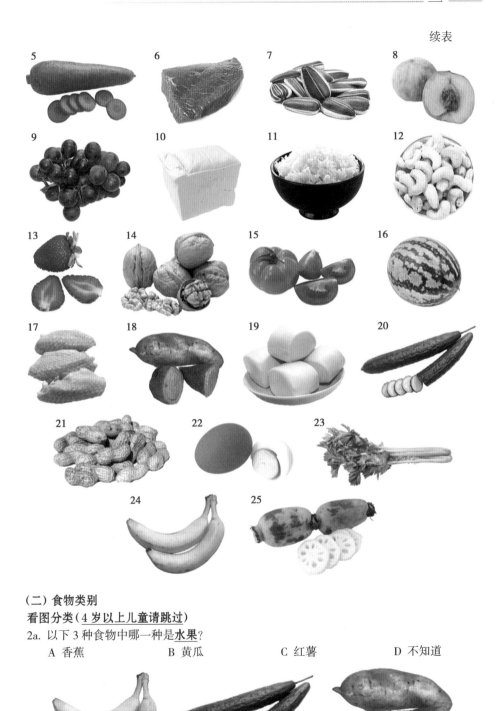

(二) 食物类别

看图分类(4 岁以上儿童请跳过)

2a. 以下 3 种食物中哪一种是**水果**?

    A 香蕉   B 黄瓜   C 红薯   D 不知道

续表

2b. 以下 3 种食物中哪一种是**蔬菜**?

　　A 苹果　　　　　　　B 胡萝卜　　　　　C 西瓜　　　　　　D 不知道

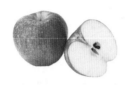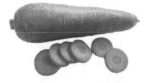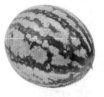

动手分类(该题所有儿童都要动手分类,注意不同年龄阶段儿童考察的食物卡片数量不同)

2c. 请小朋友识别图片卡中各种食物的食物种类,并动手将食物卡片放在相应种类的盘子中,包括**蔬菜**、**水果**和**坚果**。

　　(1)材料准备:准备整套食物卡片(13 张)和 3 个盘子,食物卡片见"二、食物卡片缩略图"示例。

　　(2)题目设计:挑出**苹果**、**芹菜**、**瓜子**分别放在 3 个盘子里作为示例(苹果、芹菜和瓜子,这 3 种示例卡片固定不变),再参照情景与儿童进行互动。

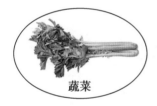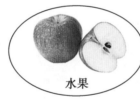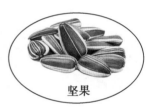

蔬菜　　　　　　　　　水果　　　　　　　　　坚果

　　(3)注意事项:4 岁以上儿童考察剩余所有食物卡片(10 种)的分类;4 岁以下儿童只考察以下 5 种食物的分类。

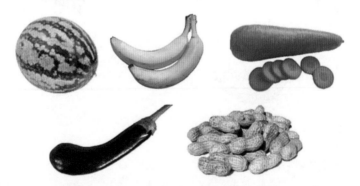

　　(4)情景导入:小朋友,你是小小导购员,你要帮售货员阿姨整理食物货架,现在放苹果的盘子是水果货架,放芹菜的盘子是蔬菜货架,放瓜子的盘子是坚果货架,你可以把其他食物都放在对应货架上吗? 如果有不知道放哪里的或者不认识的食物,放在货架外或者拿给我就可以。

　　(5)记录方法:在记录表该题表格的第二列记录儿童每类食物中正确分类的个数,最后一行记录未进行分类的食物。

续表

(三) 营养特点

3a. 小朋友,你觉得**苹果**和**糖果**这两种食物,哪种食物吃多了会让人变胖?

    A 苹果　　　　　　　B 糖果　　　　　　　C 不知道

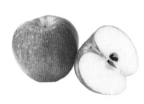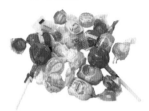

3b. **(4 岁以下儿童请跳过此题)**小朋友,你觉得**炸鸡翅**和**清炖鸡翅**这两种食物,哪种食物吃多了会让人变胖?

    A 炸鸡翅　　　　　　B 清炖鸡翅　　　　　C 不知道

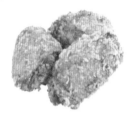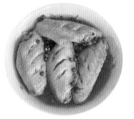

3c. 小朋友,你觉得**可乐**和**牛奶**这两种饮品,每天喝哪种会帮助你长高?

    A 可乐　　　　　　　B 牛奶　　　　　　　C 不知道

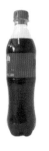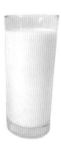

(四) 蔬果生长

4a. **西瓜**应该长在**树**上还是**地**上呢?

    A 树上　　　　　　　B 地上　　　　　　　C 不知道　　　　　　　D 都可以

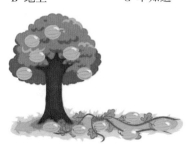

续表

4b. **萝卜**应该长在**树上**还是**土里**呢?

    A 树上   B 土里   C 不知道   D 都可以

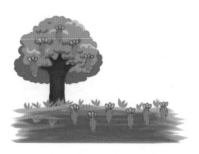

(五) 食物原料

5a. 小朋友,请问平时我们吃的**馒头**是用下面哪种原料做的?

    A 大米   B 马铃薯   C 面粉   D 不知道

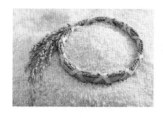 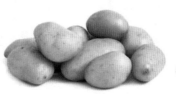 

5b. 小朋友,请问平时我们吃的**豆腐**是用下面哪种原料做的?

    A 红豆   B 黄豆   C 绿豆   D 不知道

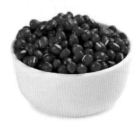 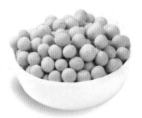 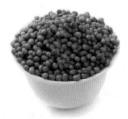

(六) 选择饮品

6. 小朋友,如果有**白水**、**可乐**、**纯牛奶**、**奶茶**、**乳饮料**,你会选择哪种作为今天的饮品? (注: 调查员在调查的时候为小朋友举出"乳饮料"的实际例子)

    A 白水   B 可乐   C 纯牛奶   D 奶茶   E 乳饮料

续表

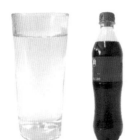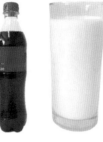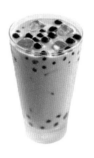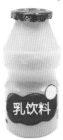

（七）选择零食

7. 小朋友,下面的图片上有**苹果**、**原味瓜子**、**番茄**、**炸薯条**、**薯片**、**奶油蛋糕**可选,如果**只能选择一种**作为今天的零食,你会选择哪一种?

    A 苹果   B 原味瓜子   C 番茄   D 炸薯条

    E 薯片   F 奶油蛋糕

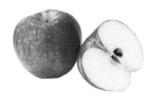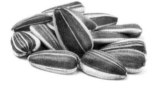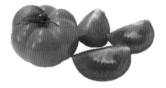

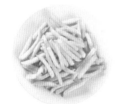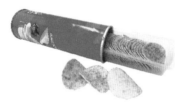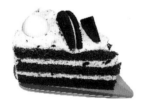

（八）清淡饮食（4 岁以下儿童跳过）

8a. 小朋友,你和妈妈在逛超市,你想让妈妈买**新鲜桃子**还是**黄桃罐头**呢?

    A 新鲜桃子   B 都行   C 黄桃罐头

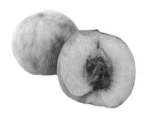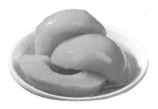

8b. 小朋友,妈妈买了鸡腿,你想让妈妈把它做成**炸鸡腿**还是**清炖鸡腿**呢?

    A 炸鸡腿   B 都行   C 清炖鸡腿

续表

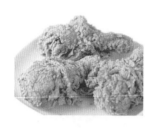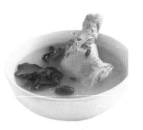

（九）食物安全

9a. 小朋友,妈妈在炒土豆丝之前发现家里的<u>土豆发芽了</u>,你觉得妈妈还可以用这些土豆来炒菜吗?

　　A 可以　　　　　　　B 不可以　　　　　　C 不知道

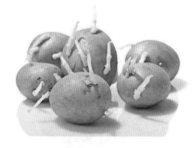

9b. 小朋友,你打开冰箱发现,冰箱里一些面包上有<u>灰绿色的斑点</u>,你觉得它们还可以吃吗?

　　A 可以吃　　　　　　B 不可以吃　　　　　C 不知道

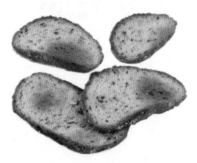

（十）挑食偏食（提问时切忌提及"挑食、偏食"等词,可先询问儿童是否有不爱吃的食物,也可适当举例,如"青椒、苦瓜"等儿童可能较难接受的蔬菜）

10. 小朋友,如果吃饭的时候饭里有<u>你不喜欢吃的菜</u>,你会吃吗?

　　A 会(每次都吃)　　　B 不会　　　　　　C 没有不爱吃的食物

（十一）吃饭状态（注意强调吃饭地点为在家）

11. 小朋友,你看图里的小朋友边看电视边吃饭,你<u>在家吃饭的时候</u>会看电视/电脑/手机吗?

　　A 看(每次都看)　　　B 有时候看有时候不看　　　　　　C 不看

续表

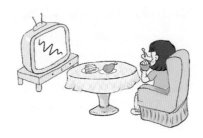

(十二) 餐具的使用

(1) 考察形式:为儿童提供操作物品,考察儿童是否会使用勺子和筷子转移食物。

(2) 材料准备:儿童勺 1 只(长 15~16.5cm)、儿童筷 1 双(长 18cm)、2 个碗、2 个盘子、1 个刨丝器、干黄豆和胡萝卜丝(粗 2~3mm)若干。

(3) 注意事项:4 岁以上儿童考察勺子和筷子两种餐具的使用能力;4 岁以下儿童只考察勺子的使用,不对筷子的使用作强制要求。

(4) 考察内容:注意碗与碗、盘子与盘子之间均需间隔(15~20cm)。

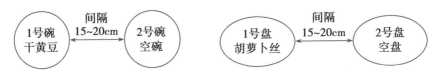

12a. **勺子**:使用勺子将黄豆由 1 号碗转移至 2 号碗(连续 3 次)。

　　A 3 次均可以转移无倾洒　　　　　　B 可以转移但有倾洒

　　C 不会使用勺子

12b. **筷子**:使用筷子将胡萝卜丝由 1 号盘转移至 2 号盘(连续 3 次)。

　　A 3 次均可以转移无掉落　　　　　　B 可以转移但有掉落

　　C 不会使用筷子

(十三) 清洁双手(注意强调吃零食地点为在家)

13. 小朋友,你**在家**吃**零食**前会洗手吗?

　　A 会洗手　　　　　　B 有时候洗有时候不洗　　　　　　C 不洗手

注意事项:若儿童回答"会洗手",则追问"会不会忘记洗手",若儿童回答"会忘记或偶尔忘记",选 B;若儿童回答"不会忘记",则选 A。

若有其他回答无法判断,请将儿童的回答简单记录:

(十四) 身体活动

14. 假如这个周末,你**没有**作业,也没有补习班和兴趣班,爸爸妈妈允许你出去玩也允许你在家看电视,请问你会选择"**出去外面**玩、踢球、骑车和小朋友一起做游戏"(**户外运动**),还是会"**在家里**看书、看电视、玩手机、玩电脑或者搭积木"呢(**在家久坐**)?

　　A 出去玩等户外身体活动　　　　　　B 在家看电视等久坐行为

　　C 都差不多

若有其他回答无法判断,请将儿童的回答简单记录:

续表

学龄前儿童营养素养问卷(家长部分)

前言

尊敬的家长朋友,您好! 我们是北京大学公共卫生学院"人群营养素养"项目组,为调查学龄前儿童营养素养情况,特此开展调查,非常感谢您的支持与配合,谢谢!

本问卷题目为11道单项选择题、2道多项选择题、1道填空题。请您根据孩子近一周内饮食及活动情况如实填写。填写时请在所提供的选项上打"√"。我们会对您填写的信息严格保密,不会泄露给其他人。

基本信息

幼儿园:＿＿＿＿＿＿＿　　　　班　级:＿＿＿＿＿＿＿

姓　名:＿＿＿＿＿＿＿　　　　年　龄:＿＿＿岁＿＿＿月

性　别:＿＿＿＿＿＿＿　　　　身　高:＿＿＿cm 体重:＿＿kg

是否食物过敏(如海鲜过敏):＿＿＿＿＿＿＿＿＿＿＿＿＿＿＿＿

是否乳糖不耐受:＿＿＿＿＿＿＿＿＿＿＿＿＿＿＿＿＿＿＿＿＿＿

正式问卷

本部分为"学龄前儿童营养素养问卷"的家长作答部分,主要调查儿童 不在幼儿园期间 其饮食行为及身体活动的情况,即调查儿童 在家长看护范围内时 的饮食及行为情况。

"儿童不在幼儿园期间"的具体意义: ①对于上幼儿园的儿童,指孩子一天中去幼儿园以前、幼儿园放学后、周末期间;②对于未上幼儿园的儿童,指一周全部的时间。

问卷相关名词释义

(1)含糖饮料:指糖含量5%以上的饮品,目前市面上常见的果汁、奶茶、核桃露、甜牛奶、酸甜味乳饮料、碳酸饮料(如可乐、汽水)等含添加糖的饮品多为含糖饮料。

(2)添加糖:指人工加入食品中的糖类,常见蔗糖、果糖、葡萄糖、果葡糖浆等。

(3)久坐行为:久坐行为主要包括坐、斜倚以及躺着等状态,对于儿童,包括在汽车座椅、婴儿椅、婴儿车、绑在或背在看护人身上等被限制的时间,也包括如看电视、玩手机、玩电脑等状态。

B1	回顾孩子日常情况**(去幼儿园前、放学后、周末)**,请在以下零食中选出**一种或多种**您孩子**常吃**的零食。【可多选】 ①新鲜蔬菜水果　②果干果脯　③原味坚果　④盐焗糖浸坚果　⑤糖果 ⑥糕点甜品(如奶油蛋糕/奶油夹心饼干/月饼/桃酥/巧克力派等) ⑦油炸及膨化食品(如薯片、虾条、方便面、炸薯条、炸南瓜饼等)
B2	回顾孩子日常情况**(去幼儿园前、放学后、周末)**,请在以下饮品中选出**一种或多种**您孩子**常喝**的饮品。【可多选】 ①白水/矿泉水　②纯牛奶、酸奶　③乳饮料及调味乳(如甜味牛奶、酸甜味乳、果味乳等)　④植物蛋白饮料(如核桃露、花生露、杏仁露等)　⑤果汁(非鲜榨) ⑥碳酸饮料(如可乐、汽水等)　⑦饮品店中的奶茶、果味饮料等饮品
B3	回顾孩子日常情况,您孩子周末时平均每日**饮水量**为多少? [注:常见矿泉水普通瓶容量约为500ml,小瓶矿泉水容量约为350ml] ①饮水量<400ml　②400ml≤饮水量<600ml　③600ml≤饮水量<800ml ④800ml≤饮水量<1 000ml　⑤饮水量≥1 000ml

B4	回顾孩子日常情况,您孩子**周末时**平均每日**纯牛奶、酸奶、无糖奶粉**的**摄入量**为多少? (**不包括**其他乳制品及乳饮料) [注:常见普通盒装牛奶容量约为 250ml;袋装牛奶容量为 180~240ml 不等;袋装酸奶约为 180ml,杯装酸奶容量为 100~180ml 不等;奶粉摄入量按照产品要求冲泡为液体状态后选择适合选项] ①摄入量 <100ml ②100ml≤摄入量 <350ml ③350ml≤摄入量 <500ml ④500ml≤摄入量 <1 000ml ⑤摄入量≥1 000ml
B5	回顾孩子日常情况(**去幼儿园前、放学后、周末**),选择您孩子摄入**高糖食品**的频率。(如糖果、冰激凌、罐头、蛋糕、桃酥、巧克力派、拔丝地瓜等) ①每天 1 次及以上 ②每周 4~6 次 ③每周 1~3 次 ④每月 1~3 次 ⑤每月不足 1 次
B6	回顾孩子日常情况(**去幼儿园前、放学后、周末**),选择您孩子摄入**油炸食品**的频率。(如炸薯条、炸鸡翅等) ①每天 1 次及以上 ②每周 4~6 次 ③每周 1~3 次 ④每月 1~3 次 ⑤每月不足 1 次
B7	回顾孩子日常情况(**去幼儿园前、放学后、周末**),选择您孩子摄入**含糖饮料**的频率。(含糖饮料释义见"问卷相关名词释义") ①每天 1 次及以上 ②每周 4~6 次 ③每周 1~3 次 ④每月 1~3 次 ⑤每月不足 1 次
B8	回顾孩子日常情况(**去幼儿园前、放学后、周末**),您孩子**在家或在外吃饭**的时候是否因为气味、口味、外观、质地的原因,拒绝一些食物? ①总是 ②多数 ③半数 ④少数 ⑤基本没有
B9	回顾孩子日常情况(**去幼儿园前、放学后、周末**),您孩子**在家或在外吃饭**的时候是否会剩饭? ①总是 ②多数 ③半数 ④少数 ⑤基本不剩饭
B10	回顾孩子日常情况(**去幼儿园前、放学后、周末**),您孩子**在家或在外吃饭**的时候是否会将食物当玩具,把玩食物? ①总是 ②多数 ③半数 ④少数 ⑤基本不会
B11	回顾孩子日常情况(**去幼儿园前、放学后、周末**),您孩子**在家或在外吃饭**的时候是否会出现以下情况:吃饭时各处跑,需要追着喂饭,边吃边看视频,边吃边玩游戏等。 ①总是 ②多数 ③半数 ④少数 ⑤基本没有
B12	回顾孩子日常情况(**去幼儿园前、放学后、周末**),如果您没有要求儿童洗手,您孩子在餐前是否会主动洗手? ①总是 ②多数 ③半数 ④少数 ⑤基本不洗
B13	回顾孩子日常情况(**去幼儿园前、放学后、周末**): ①您孩子周一至周五平均每日累计身体活动时间为:_____分钟 ②您孩子周末平均每日累计身体活动时间为:_____分钟 (注:身体活动,如走路、爬行、跑步、跳跃、攀爬、跳舞、骑行、跳绳、健身球、游戏等)

续表

B14	回顾孩子日常情况（去幼儿园前、放学后、周末），您孩子**平均每周中有几天存在连续超过60分钟的被限制时间或久坐行为**？（注：被限制时间，如婴儿车、婴儿椅或绑在看护人背上等；久坐行为，如看电视、玩手机、玩电脑、写作业等） ①每天　②5~6天/周　③3~4天/周　④1~2天/周　⑤少于1天/周

请写下您对本问卷的建议（自由作答）：

我们的问卷到此结束，非常感谢您的参与！

三、评价方法及说明

（一）问卷使用方法

儿童部分问卷由调查员一对一对儿童进行调查，调查员对照题目对儿童进行询问，并将答案记录在专用记录纸上。家长问卷由幼儿园老师发放后家长自行填写。

（二）问卷赋分标准

根据核心信息专家德尔菲法结果对儿童及家长问卷各题赋予权重，各条目对应权重、题号及得分标准如表5-2-2至表5-2-5所示。

表5-2-2　学龄前儿童营养素养问卷核心信息对应题目

维度	主题	核心信息	条目权重	对应题号		
				4岁以下儿童问卷	4岁以上儿童问卷	家长问卷
基本知识	认识食物	1. 认识常见的食物	7.72	1	1	—
		2. 将食物简单分类	6.34	2a、2b、2c	2c	—
	食物特点	3. 了解食物来源	6.14	4a、4b、5a、5b	4a、4b、5a、5b	—
		4. 了解食物营养特点	5.74	3a、3c	3a、3b、3c	—
		5. 简单辨别新鲜卫生的食物	6.34	9a、9b	9a、9b	—
生活与饮食行为	食物选择	6. 清淡饮食，少吃高盐、高糖、高脂肪食物	6.73	—	8a、8b	5、6
		7. 每日饮奶，足量饮水，不喝或少喝含糖饮料	7.72	6	6	2、3、4、7
		8. 合理选择零食，优选水果、奶类和坚果	7.72	7	7	1

续表

维度	主题	核心信息	条目权重	对应题号		
				4岁以下儿童问卷	4岁以上儿童问卷	家长问卷
生活与饮食行为	饮食行为	9. 珍惜食物,不浪费食物	7.13	—	—	9,10
		10. 不挑食偏食	7.92	10	10	8
		11. 专注进食,细嚼慢咽不拖延	7.52	11	11	11
		12. 自主进餐,学会并逐渐熟练使用餐具	7.72	12a	12a,12b	—
	饮食安全	13. 餐前洗手,避免不洁进食	7.72	13	13	12
	身体活动	14. 积极参加各种形式的身体活动,减少久坐行为	7.52	14	14	13,14

表 5-2-3　问卷各题目权重

4岁以下儿童			4岁以上儿童		
问卷类型	题号	权重	问卷类型	题号	权重
儿童问卷	1	7.72	儿童问卷	1	7.72
	2a	2.11		2c	6.34
	2b	2.11		3a	2.05
	2c	2.11		3b	2.05
	3a	3.07		3c	2.05
	3c	3.07		4a	1.44
	4a	1.44		4b	1.44
	4b	1.44		5a	1.44
	5a	1.44		5b	1.44
	5b	1.44		6	1.54
	6	1.54		7	3.86
	7	3.86		8a	1.68

续表

4 岁以下儿童			4 岁以上儿童		
问卷类型	题号	权重	问卷类型	题号	权重
儿童问卷	9a	2.11	儿童问卷	8b	1.68
	9b	2.11		9a	2.11
	10	3.96		9b	2.11
	11	3.76		10	3.96
	12a	7.72		11	3.76
	13	3.86		12a	3.86
	14	2.51		12b	3.86
家长问卷	1	3.86		13	3.86
	2	1.54		14	2.51
	3	1.54	家长问卷	1	3.86
	4	1.54		2	1.54
	5	3.37		3	1.54
	6	3.37		4	1.54
	7	1.54		5	1.68
	8	3.96		6	1.68
	9	3.56		7	1.54
	10	3.56		8	3.96
	11	3.76		9	3.56
	12	3.86		10	3.56
	13	2.51		11	3.76
	14	2.51		12	3.86
				13	2.51
				14	2.51

表 5-2-4 儿童问卷各题目得分标准

题目	计算方法/选项	得分	题目	计算方法/选项	得分
1	儿童识别正确的食物个数 ÷25	0~1	8a	新鲜桃子	1
				黄桃罐头、都行	0
2a	香蕉	1	8b	清炖鸡腿	1
	黄瓜、红薯、不知道	0		炸鸡腿、都行	0
2b	胡萝卜	1	9a	不可以	1
	苹果、西瓜、不知道	0		可以、不知道	0
2c	儿童正确分类的食物个数 ÷5	0~1	9b	不可以吃	1
				可以吃、不知道	0
3a	糖果	1	10	会(每次都吃)、没有不爱吃的食物	1
	苹果、不知道	0		不会	0
3b	炸鸡翅	1	11	不看	1
	清炖鸡翅、不知道	0		有时候看有时候不看、看	0
3c	牛奶	1	12a	3次均可以转移无倾洒	1
	可乐、不知道	0		可以转移但有倾洒	0.5
4a	地上	1		不会使用勺子	0
	树上、不知道、都可以	0	12b	3次均可以转移无掉落	1
4b	土里	1		可以转移但有掉落	0.5
	树上、不知道、都可以	0		不会使用筷子	0
5a	面粉	1	13	会洗手	1
	大米、马铃薯、不知道	0		有时候洗有时候不洗	0.5
5b	黄豆	1		不洗手	0
	红豆、绿豆、不知道	0	14	出去玩	1
6	白水、纯牛奶	1		在家看电视、都差不多	0
	可乐、奶茶、乳饮料	0			
7	苹果、原味瓜子、番茄	1			
	炸薯条、薯片、奶油蛋糕	0			

表 5-2-5　家长问卷各题目得分标准

题目	计算方法/选项	得分	题目	计算方法/选项	得分
B1	选择(新鲜蔬菜水果/原味坚果)个数÷所有选择的食物个数	0~1	B9~B10	基本不剩饭/基本不会	1
B2	选择(白水/矿泉水/纯牛奶酸奶)个数÷所有选择的饮品个数	0~1		少数	0.75
B3	600ml≤饮水量<1 000ml/饮水量≥1 000ml	1		半数	0.5
	饮水量<400ml/400ml≤饮水量<600ml	0		多数	0.25
B4	350ml≤摄入量<500ml/500ml≤摄入量<1 000ml/摄入量≥1 000ml	1		总是	0
	摄入量<100ml/100ml≤摄入量<350ml	0	B11~B12	基本没有/基本不洗	1
B5~B7	每月不足1次	1		少数	0.75
	每月1~3次	0.75		半数	0.5
	每周1~3次	0.5		多数	0.25
	每周4~6次	0.25		总是	0
	每天1次及以上	0	B13	活动时长均数<180分钟	0
B8	基本没有	1		活动时长均数≥180分钟	1
	少数	0.75	B14	少于1天/周	1
	半数	0.5		1~2天/周	0.75
	多数	0.25		3~4天/周	0.5
	总是	0		5~6天/周	0.25
				每天	0

（三）问卷得分说明

2~4 岁儿童与 4~6 岁儿童问卷满分均为百分制,可以评价营养素养总分,也可以分析不同领域、不同维度儿童得分情况(表 5-2-6)。核心营养素养评分标准(界值)的制定一般需以整体膳食质量作为结局变量,采用受试者工作特征曲线（receiver operating characteristic curve，ROC 曲线）方法进行。由于项目组尚未应用学龄前儿童营养素养评价工具进行大样本人群验证性测评，因此尚无法提出学龄前儿童营养素养水平（具备营养素养）适宜界值，这也是下一步的主要工作内容。

表 5-2-6 学龄前儿童营养素养评价工具得分说明

分数种类	计算方法
每题权重	该条目总权重 ÷ 该条目对应题目数量
每题分数	该题得分 × 该题权重
营养素养总分	儿童问卷总分 + 家长问卷总分
基本知识维度总分	儿童问卷第 1~5 题和第 9 题
生活与饮食行为维度总分	儿童问卷第 6~8 题、10~14 题与家长问卷总分

四、信度和效度评价

（一）信度评价

应用本评价工具收集北京市、成都市、临沂市和湘西土家族苗族自治州四地共 210 名 2~6 岁儿童和 140 名家长的数据进行信度和效度评价。由于本评价工具两部分问卷内容针对的对象不同，故将儿童和家长部分问卷分别进行信度及信度评价。

信度评价结果提示，本评价工具的内部一致性尚可接受，儿童问卷的 Cronbach's α 系数为 0.660，家长问卷的 Cronbach's α 系数为 0.628。分半信度检验结果显示，儿童问卷分半信度 Spearman-Brown 系数为 0.729，家长问卷 Spearman-Brown 系数为 0.642。

（二）效度评价

探索性因子分析结果提示，本评价工具两部分问卷内容均适合进行探索性因子分析。儿童问卷 KMO 为 0.692，家长问卷 KMO 为 0.737，儿童和家长问卷的 Bartlett 球形检验值均为 $P<0.05$。

验证性因子分析结果提示，本评价工具两部分问卷拟合优度均良好。两部分问卷 RMSEA 均在 0.08 以下，儿童问卷 RMSEA 为 0.043，家长问卷 RMSEA 为 0.048。两部分问卷 GFI 和 AGFI 均接近 0.90，PCFI 和 PNFI 均超过 0.5，儿童问卷 GFI、AGFI、PCFI 和 PNFI 分别为 0.901、0.875、0.739 和 0.546，家长问卷 GFI、AGFI、PCFI 和 PNFI 分别为 0.914、0.873、0.720 和 0.589。

第三节 学龄前儿童营养素养评价

一、学龄前儿童营养素养水平

2019—2022 年,营养素养项目组对北京市、成都市、临沂市和湘西土家族苗族自治州 4 个地区共 790 名学龄前儿童及其家长进行了"学龄前儿童营养素养问卷"调查。由于目前尚缺乏充足依据制定学龄前儿童营养素养的界值,因此调查主要分析了得分情况(折算为百分制),而未进行是否具备素养的判定。本调查是国内首次对学龄前儿童营养素养进行的系统评价。结果显示,调查对象的营养素养平均得分为(63.94 ± 11.09)分。若根据正态分布划分成绩等级的方法来划分营养素养合格和优秀水平(表 5-3-1),则本调查对象中 66.44% 的学龄前儿童营养素养达到合格水平,10.28% 的儿童营养素养达到优秀水平。

表 5-3-1 根据正态分布划分成绩等级方法

等级	得分	等级	得分
A(优秀)	$x \geq \bar{x}+1.28s$	D	$\bar{x}-1.28s \leq x < \bar{x}-0.43s$
B	$\bar{x}+0.43s \leq x < \bar{x}+1.28s$	E	$x < \bar{x}-1.28s$
C(合格)	$\bar{x}-0.43s \leq x < \bar{x}+0.43s$		

注:$\bar{x}$ 为成绩的平均分,s 为成绩的标准差。
当学生最低分数 ≥ 60 分时,A、B、C 级划分方法不变,D 级为 $x < \bar{x}-0.43s$,且没有 E 级。

目前,国内外营养素养研究主要在中小学生、成年人和老年人中展开,建立的营养素养评价工具并不适用于学龄前儿童的认知水平和饮食营养特点。以学龄前儿童为目标人群的相关研究尚不成熟,主要分为认知和行为两类。认知类研究主要关注儿童对食物、营养的认知情况及其影响因素,常与营养教育干预项目相结合。行为类研究主要关于量表制定、量表应用等方面,旨在探究儿童饮食行为现况及其影响因素。两类研究各有侧重但都相对片面,无法完全适用于中国当前饮食环境下的学龄前儿童。

目前有关学龄前儿童营养素养调查研究较少,现有调查往往是对营养素养的部分维度或部分条目进行评价,且调查对象多为学龄前儿童父母或老师,与本研究在方法学上有较大差异,因此数据间不具备可比性。2021 年国内学者对深圳市龙华区 23 407 名学龄前儿童健康素养评价结果显示,95% 以上的儿童不喝含糖饮料、不吃油炸食品,超过 75% 的儿童可以做到饭前洗手,70% 左右的儿童不挑食偏食。2015 年全国 9 个城市的 53 172 名学龄前儿童饮食、运动和睡眠调查结果显示，34%的儿童存在挑食现象，儿童最常摄入的零食为饼干甜点和糖果巧克力类食物，约35%的儿童每日户外运动时间未达到2小时。

二、学龄前儿童营养素养相关因素

本项目组调查结果显示，4个地区学龄前儿童营养素养水平随年龄增长呈上升趋势，女童、主要抚养人文化程度在大专及以上的儿童营养素养水平较高（$P<0.05$），山东三线城市及湘西农村地区儿童营养素养水平明显低于北京和四川成都地区儿童（$P<0.05$）。此外，学龄前儿童在"基本知识"与"生活与饮食行为"维度得分均随年龄增长呈上升趋势。湘西地区儿童在"基本知识"维度得分明显低于其他地区（$P<0.05$），女童、主要抚养人文化程度在大专及以上、家庭人均月收入在3 000元以上的儿童"生活与饮食行为"维度得分较高（$P<0.05$），居住在山东三线城市及湘西农村地区的儿童在此维度得分低于其他地区儿童（$P<0.05$）。

国外研究也发现，学龄前儿童食物素养水平随年龄增长，女童在食物及环境和传统食物及膳食方面的食物素养水平更高。深圳市龙华区的干预性研究发现，通过开展幼儿园健康教育课程，从知识宣教、行为提醒和情感支持三个方面进行综合健康教育，可以有效提高儿童的健康素养水平，促使更多儿童具备健康行为和健康技能。国内一项覆盖31个省份的横断面研究发现，学龄前儿童的科学健身素养受家庭环境的影响，家庭经济水平较高的儿童科学健身素养得分更高，父母以及祖辈的运动频率及运动习惯也会为儿童起到榜样作用，上述结论与2020年浙江省1 431名学龄儿童户外活动时间的影响因素研究结论一致。

三、学龄前儿童营养素养与健康状况的关系

本项目组根据问卷收集的儿童身高和体重数据，参考世界卫生组织（World Health Organization，WHO）制定的《5岁以下儿童生长年龄别体重 Z 评分标准》和《5~19岁儿童青少年年龄别体重 Z 评分标准》判断儿童体重状态（消瘦/体重正常/超重/肥胖）。本研究未发现各体重状态下儿童营养素养总分及各维度得分之间存在显著差异（$P>0.05$）。

2015年我国9市学龄前儿童饮食行为与体格生长关系研究发现，挑食对儿童BMI有显著影响，挑食儿童出现BMI显著降低、低体重的可能性高于不挑食的儿童。上海市5所幼儿园学龄前儿童饮食行为与超重肥胖关系的研究也发现，挑食偏食的儿童与超重肥胖之间存在负相关，且父母的饮食行为在很大程度上会影响儿童的饮食行为，儿童在吃甜食、油炸食品、膨化食品和零食

以及饮用碳酸饮料的饮食行为上与父母有显著的一致性。国外研究也未发现学龄前儿童食物素养与体重状态之间的关系,这与本研究结论一致。

综上所述,本项目组通过学龄前儿童营养素养评价工具评价4个地区学龄前儿童的营养素养,并分析了社会人口学特征等可预测因素;初步提出应针对年龄小、男童、经济不发达地区、主要抚养人文化程度不高的学龄前儿童开展营养教育工作,重点加强基本知识和生活及饮食行为方面的健康教育工作。然而,本研究未对学龄前儿童营养素养与整体膳食质量进行探究,且未发现营养素养与体重之间的关系,这可能与样本代表性有限有关,应作为下一步的主要关注方向,以便为儿童营养教育和营养改善计划提供科学证据。

(王军波 文婧 张晓玄)

参考文献

[1] 中国营养学会.中国居民膳食指南(2022)[M].北京:人民卫生出版社,2022.
[2] 中国营养学会,中国疾病预防控制中心营养与健康所.中国儿童青少年零食消费指南(2018)[M].北京:人民卫生出版社,2018.
[3] 中华人民共和国国家卫生和计划生育委员会办公厅.中国公民健康素养—基本知识与技能(2015年版)[EB/OL].(2015-12-30)[2022-05-20].http://www.nhc.gov.cn/xcs/s3581/201601/e02729e6565a47fea0487a212612705b.shtml.
[4] NATIONAL COORDINATING COMMITTEE ON FOOD AND NUTRITION,MINISTRY OF HEALTH MALAYSIA. Malaysian dietary guidelines [M]. Putrajaya:Jaybees Print Industries Sdn Bhd,2010.
[5] MINISTRY OF HEALTH OF BRAZIL. Dietary Guidelines for the Brazilian Population [M/OL]. 2nd edition. Brasília:Ministério da Saúde,2014. https://www.gov.br/agricultura/pt-br/assuntos/inspecao/produtos-vegetal/legislacao-1/biblioteca-de-normas-vinhos-e-bebidas/guia-alimentar-para-a-populacao-brasileira_2014.pdf/view.
[6] US DEPARTMENT OF AGRICULTURE,US DEPARTMENT OF HEALTH AND HUMAN SERVICES. Dietary Guidelines for Americans,2020-2025 [EB/OL].(2020-12-20)[2022-05-20]. https://www.dietaryguidelines.gov.
[7] AUSTRALIAN GOVERNMENT,NATIONAL HEALTH AND MEDICAL RESEARCH COUNCIL. Australian Dietary Guidelines [M]. Canberra:National Health and Medical Research Council,2013.
[8] PUBLIC HEALTH ENGLAND IN ASSOCIATION WITH THE WELSH GOVERNMENT,FOOD STANDARDS SCOTLAND,THE FOOD STANDARDS AGENCY IN NORTHERN IRELAND. The Eatwell Guide [EB/OL].(2018-9-25)[2022-05-20]. https://www.gov.uk/government/publications/the-eatwell-guide#history.
[9] WORLD HEALTH ORGANIZATION. Guideline:Sodium intake for adults and children [Z]. Geneva:WHO,2012.

［10］WORLD HEALTH ORGANIZATION. Guideline：Sugars intake for adults and children［Z］. Geneva：WHO，2015.

［11］WORLD HEALTH ORGANIZATION. Guidelines on physical activity，sedentary behavior and sleep for children under 5 years of age［Z］. Geneva：WHO，2019.

［12］关宏岩，赵星，屈莎，等. 学龄前儿童（3~6岁）运动指南［J］. 中国儿童保健杂志，2020，28（06）：714-720.

［13］中华人民共和国教育部. 3-6岁儿童学习与发展指南［M］. 北京：首都师范大学出版社，2012.

［14］MICHOU M，PANAGIOTAKOS D B，LIONIS C，et al. Socioeconomic inequalities in relation to health and nutrition literacy in Greece［J］. Int J Food Sci Nutr，2019，70（8）：1007-1013.

［15］GOSWAMI U. The Wiley-Blackwell Handbook of Childhood Cognitive Development［M］. 2nd edition. Oxford：Blackwell Publishers Ltd，2011.

［16］NICHOLSON J S，BARTON J M，SIMONS A L. Ability to Categorize Food Predicts Hypothetical Food Choices in Head Start Preschoolers［J］. J Nutr Educ Behav，2018，50（3）：238-246.

［17］JIANG X，YANG X，ZHANG Y，et al. Development and preliminary validation of Chinese preschoolers'eating behavior questionnaire［J］. PLoS One，2014，9（2）：e88255.

［18］WHITELEY C，MATWIEJCZYK L. Preschool Program Improves Young Children's Food Literacy and Attitudes to Vegetables［J］. J Nutr Educ Behav，2015，47（4）：397-398.

［19］TABACCHI G，BATTAGLIA G，ALESI M，et al. Food literacy predictors and associations with physical and emergent literacy in pre-schoolers：results from the Training-to-Health Project［J］. Public Health Nutr，2020，23（2）：356-365.

［20］CACCIALANZA R，NICHOLLS D，CENA H，et al. Validation of the Dutch Eating Behaviour Questionnaire parent version（DEBQ-P）in the Italian population：a screening tool to detect differences in eating behaviour among obese，overweight and normal-weight preadolescents［J］. Eur J Clin Nutr，2004，58（9）：1217-1222.

［21］LEWINSOHN P M，HOLM-DENOMA J M，GAU J M，et al. Problematic eating and feeding behaviors of 36-month-old children［J］. Int J Eat Disord，2005，38（3）：208-219.

［22］TABACCHI G，BATTAGLIA G，MESSINA G，et al. Validity and Internal Consistency of the Preschool-FLAT，a New Tool for the Assessment of Food Literacy in Young Children from the Training-To-Health Project［J］. Int J Environ Res Public Health，2020，17（8）：2759.

［23］王立新，许晖. 评定学生学习成绩等级的方法［J］. 延边大学学报（自然科学版），2001，（04）：304-307.

［24］罗安斐，莫淳淇，陈招弟，等. 深圳市龙华区学龄前儿童健康素养促进策略和效果研究［J］. 中国健康教育，2022，38（03）：284-287.

［25］武华红，宗心南，张亚钦，等. 九市学龄前儿童饮食 运动 睡眠状况调查及城郊差异比较［J］. 中国妇幼保健，2022，37（01）：99-103.

［26］陈招弟，杨伟康，罗安斐，等. 学龄前儿童健康教育综合干预模式对其健康素养提升效果评价［J］. 中国健康教育，2020，36（07）：616-620.

［27］PAN X，WANG H，WU D，et al. Influence of Family Environment on the Scientific Fitness Literacy of Preschool and School Children in China：A National Cross-Sectional Study［J］. Int J Environ Res Public Health，2022，19（14）：8319.

［28］张红,汪馨垚,姚春花,等.学龄前儿童居家户外活动时间的影响因素［J/OL］.(2022-7-22）［2022-12-21］.中国儿童保健杂志.https://kns.cnki.net/kcms/detail/61.1346.R.20220721.1116.020.html.

［29］武华红,李辉,宗心南,等.中国九城市学龄前儿童饮食行为与体格生长的关系研究［J］.中国儿童保健杂志,2021,29(06):589-593,604.

［30］吴玉婉,刘彦鹏,向蔓,等.学龄前儿童饮食行为特征与超重肥胖的关联［J］.环境与职业医学,2022,39(06):672-678.

第六章

学龄儿童营养素养

　　学龄儿童是指从 6 岁到不满 18 岁的未成年人。学龄儿童阶段是生长发育的关键时期。我国学龄儿童的营养健康状况不断改善,但依然存在一些问题,一方面营养不良、贫血、维生素 A 等微量营养素缺乏或不足等没有得到完全改善,另一方面超重肥胖等慢性病逐步呈现,影响儿童的健康发展。儿童营养问题与其膳食不平衡密切相关,如粗杂粮、蔬菜水果、奶制品摄入不足,而油炸食品、含糖饮料摄入过多等饮食行为问题高暴露。

　　从学龄期开始,儿童生理和心理快速发展,社会环境的变化及大脑功能成熟引发新的行为和能力的养成,且饮食行为的自主性进一步增强,因此,此阶段在延续学龄前期行为特点基础上,可能出现新的饮食行为问题,如不吃早餐、不合理零食、在外就餐、快餐、尝试饮酒等。尤其青春期启动后,青少年可能由于对体重及体型认知的不科学而出现限制性进食甚至进食障碍等问题。与此同时,学龄期亦开始进入到系统学习阶段,通过营养教育等手段,可以改善儿童的营养素养,进而纠正之前的不健康饮食行为,因此也是提高营养素养、改善饮食行为的窗口期。而且,由于活动范围增加,学校、社区、同伴、教师、文化价值观、广告等对饮食行为的影响增加。

　　饮食行为的发展受个体对食物基本认知的影响,和个体营养素养密切相关。学龄儿童正处于获取知识、建立信念和形成行为的关键时期。因此,学龄儿童应主动学习食物营养相关知识,建立为自己的健康和行为负责的信念,主动参与食物选择和制作,并逐步掌握相关技能,以养成健康饮食行为、作出正确营养决策、维护和促进自身营养与健康。提高学龄儿童营养素养,从而改善其饮食行为和膳食质量,是儿童营养改善的重要手段。世界卫生组织（WHO）在《全球加快青少年健康行动（2017）》中提出，促进青少年健康膳食的干预方式之一就是提高营养素养；《中国学龄儿童膳食指南（2022）》建议学龄儿童应提高营养素养。但到目前为止，国内尚未见儿童营养素养的系统研究。

第一节 学龄儿童营养素养核心信息

采用文献分析和专家一致性评价，初步拟定"学龄儿童营养素养核心信息"，以为下一步制定营养素养评价工具提供条目框架，并为学龄儿童营养教育提供核心内容。

一、制定过程

（一）文献分析

以"营养素养（nutrition literacy）""食物素养（food literacy）""食物营养素养（food and nutrition literacy）""营养健康素养（nutrition and health literacy）"，以及"儿童（child，children）""学龄儿童（school-age children）""青少年（adolescent，adolescence）"等作为关键词，检索 PubMed、Web of Science、ScienceDirect、CNKI、万方等数据库 1998—2019 年间发表的相关文献，并进行系统文献分析。在此基础上充分考虑学龄儿童的认知特点和饮食行为问题，以《中国居民膳食指南（2022）》作为膳食目标，参考《中小学健康教育规范（GB/T 18206—2011）》《儿童青少年身体活动指南》《中国青少年健康教育核心信息释义（2018 版）》等指南共识性文件，依据本书第一章关于营养素养的概念框架，经项目组成员充分讨论，初步构建学龄儿童营养素养概念框架和核心信息。

学龄儿童营养素养被定义为个人获得、处理及理解食物营养信息及服务，并运用这些信息和服务作出适当食物与营养决策的相关知识和技能的集合。一般营养素养主要包括食物的获取、选择、准备、摄入四个维度，本项目组考虑到知识与理念是行为的基础，故在此框架基础上增加了"食物营养相关知识与理念"维度。由于学龄儿童获得食物的实践经历及能力有限，因此该部分内容较少。此外，考虑到儿童行为主动性和赋能的需要，条目中增加了互动性和批判性素养内容，如"和家人一起就餐""交流食物营养相关信息""正确对待食品广告"等；也充分考虑了我国膳食环境、饮食文化与行为，以及学龄儿童的认知特点，更适用于中国儿童。

（二）专家一致性评价

德尔菲法是一种有效的综合评价技术，在广泛征询专家意见的基础上，经过多轮信息反馈与交流,使意见逐步趋于一致,得到一个比较一致且可靠性较大的结论或方案。因此项目组应用德尔菲法对初步构建的学龄儿童营养素养核心信息进行专家一致性评价。

参与咨询的专家须从事营养、儿少卫生与妇幼保健、健康教育、教育专业工作 10 年以上,熟悉本专业工作和研究进展,具有丰富的实践工作经验,以及较好的依从性。共有 15 名专家(营养学 9 人、健康教育学 3 人、儿少卫生学 2人、教育学 3 人)参与完成两轮咨询。两轮回收率均为 100%,专家的平均权威系数为 0.876 7(>0.7 即可以接受)。

第一轮专家咨询问卷包括背景说明、评分表、熟悉程度、判断依据的影响程度等,通过电子邮件发给入选专家。评分结果显示条目重要性得分均值为4.38(3.91~4.67)分,Kendall 协调系数为 0.22($P<0.05$)。本项目采取条目重要性得分≤3.5 分且变异系数≥0.3 作为排除标准,同时结合专家意见决定是否进行最终排除。将第一轮咨询结果及修改情况反馈给专家,并完成第二轮评分。结果显示条目重要性得分均值增加为 4.60 分,Kendall 协调系数降为 0.18($P<0.05$)。两轮咨询后,专家意见基本达成一致。

二、核心信息

经文献分析和专家一致性评价,初步确定学龄儿童营养素养涵盖认知和技能两个领域,食物营养相关知识与理念、选择食物、制作食物、摄入食物四个维度,共 20 条核心信息,如表 6-1-1 所示。

表 6-1-1　学龄儿童营养素养核心信息

领域	维度	核心信息
认知	食物营养相关知识与理念	1. 建立为自己的健康和行为负责的信念 2. 认识合理营养对儿童发育乃至一生健康的重要性 3. 关注并讨论食物营养信息,正确对待食品广告 4. 了解食物的来源及食物供应链 5. 了解食物分类及其主要营养特点 6. 了解食物与环境的相互影响 7. 了解不同饮食文化
技能	选择食物	8. 自主选择健康食物,积极主动参与家庭食物选择 9. 学习简单的食物种植和家庭加工方法 10. 规划食物数量,避免食物浪费 11. 会初步判定食物品质 12. 阅读并理解食品标签和营养标识
	制作食物	13. 熟悉厨房,学习烹饪,和家人一起制作食物,做力所能及的家务 14. 科学清洁双手,注重食品操作各环节的卫生问题

续表

领域	维度	核心信息
技能	摄入食物	15. 规律进餐,吃好早餐 16. 和家人一起就餐,减少在外就餐和外卖食品 17. 会简单估计食物份量,进行食物搭配 18. 食物多样,多吃蔬果,足量奶豆,少油少盐少糖,合理选择零食 19. 吃动平衡,定期测量并评价体重 20. 注重餐桌礼仪,专注进食,细嚼慢咽

注:互动性营养素养:3(讨论食物营养信息)、8(积极主动参与家庭食物选择)、13(和家人一起制作食物)。
批判性营养素养:3(正确对待食品广告)、4(了解食物供应链)、6(了解食物与环境的相互影响)。
功能性营养素养:其余条目。

1. 建立为自己的健康和行为负责的信念　每个人都有获取自身健康的权利,也有不损害和/或维护自身及他人健康的责任。儿童是维护自身健康的第一责任人。

每个人都可以通过采取并坚持健康的行为和生活方式,促进健康,提高生活质量。儿童要为自己的行为负责,也有选择健康行为的权利。

2. 认识合理营养对儿童发育乃至一生健康的重要性　学龄儿童正处于获取知识、建立信念和形成行为的关键时期,其营养健康素养和健康行为的养成将受益终身。

儿童合理营养具有多重健康效益。学龄儿童阶段是生长发育的关键时期,合理营养是保障其当下体格和神经心理发展的物质基础;儿童合理营养还与成年期慢性非传染性疾病发生风险密切相关,并具有跨代效益。

3. 关注并讨论食物营养信息,正确对待食品广告　学龄儿童应学会如何获取、理解和甄别营养健康信息,并与家人、同伴或老师交流、分享和讨论这些信息,以作出正确的营养决策,维护和促进自身健康。获取营养健康信息,是学龄儿童营养素养的基础和核心能力。寻求信息的知识,比知识本身还要重要。学龄儿童应知晓正规的营养健康信息来源,应把学校营养教育课程或活动以及专业人员营养咨询作为信息的首要来源,其次是政府部门、专业机构、大学、社会团体和行业协会、国际组织等发布的信息。

食品广告对儿童食物营养相关知识、信念、态度和行为有重要影响,尤其会影响低年龄段儿童的食物偏好。食品广告以高脂肪、高糖、高能量食物居多,广告内容往往不传达出完整的事实真相。学龄儿童应正确看待食品广告以及选择食物,不轻易受广告以及促销活动的影响,自主选择健康食物。

4. 了解食物的来源及食物供应链　学龄儿童不仅需了解食物和农作物的对应关系,还需简单了解种植/养殖、加工、包装、储存、运输、销售到消费等食物供应链基本环节。

5. 了解食物分类及其主要营养特点　食物包括谷薯类及杂豆、动物性食物、大豆类和坚果、蔬菜水果和菌藻类、纯能量食物五大类，其营养学特点各有不同。

6. 了解食物与环境的相互影响　食物环境是指食物供应链各环节中，决定食物可提供性、可获得性的物理环境和社会文化环境，如家庭、学校、社区食物环境以及食物消费环境等。对学龄儿童而言，家庭环境、学校环境、消费环境与食物提供的数量和质量（营养性和安全性）有关，而社区环境与食物的可获得性有关。此外，食物环境还会影响个体的营养素养、进食情绪等，从而影响饮食行为和食物选择。

7. 了解不同饮食文化　学龄儿童应积极了解中国饮食文化，了解不同时期、地域饮食的特点，阅读饮食相关典故、诗文，探索地理、气候、民俗、宗教等因素和食物文化的关系；并通过学习制作特色传统饮食、积极传播相关文化理念等方式来传承和发扬优良的饮食文化。

8. 自主选择健康食物，积极主动参与家庭食物选择　学龄儿童应积极主动参与家庭的食物规划与选购，要到有一定规模、信誉好、食品质量把关较严的超市或市场选购，不要在路边摊购买食品，不要购买和食用来历不明的食物，不要食用野生动植物。在外就餐（包括外卖）时，应选择食品卫生条件好、信誉度高的餐厅，不要选择无证照摊贩。

9. 学习简单的食物种植和家庭加工方法　在有条件的情况下，可以在家庭或学校的"小菜园"种植一些生长期较短的时令蔬菜。一方面可保证食品安全，另一方面通过观察蔬菜的生长过程，加深对食物的认识。此外，应学习简单的家庭食物加工方式，如发豆芽、发酵等。

10. 规划食物数量，避免食物浪费　学会根据家庭人口数以及各种食材储存期限合理安排采购食物的数量和频率，避免食物浪费；尽量选用小份量食物，合理利用剩饭菜，不浪费食物。

11. 会初步判定食物品质　学龄儿童学会依靠感官，通过眼睛看、鼻子闻、耳朵听、手触摸（不要轻易品尝）等方式，对食品品质进行初步辨别和评价。

12. 阅读并理解食品标签和营养标识　选择食物时要会阅读食品标签和营养标识，并结合食品生产日期、贮存条件和保质期等，综合评价食品品质。

13. 熟悉厨房，学习烹饪，和家人一起制作食物，做力所能及的家务　食物的储存、清洗、制备、烹饪等大多在厨房内完成，因此厨房是学习"吃"的重要场所。学龄儿童应熟悉厨房，了解厨房安全事项，和家人一起准备食物，做力所能及的家务，提高自理能力，体会劳动的乐趣，同时也要量力而行、注意安全。了解冰箱的"使用秘籍"——不同种类食物的适宜储存温度和时长,减少食物变质导致的浪费;了解如何对食品进行粗加工和细加工,掌握先洗后切、适宜切制、生熟分开等原则;学习烹饪简单食物,了解不同烹饪方式对营养素的影响及其食品安全风险,了解中国饮食文化和各地菜系;掌握垃圾分类原则,学会清洁餐具。

14. 科学清洁双手,注重食品操作各环节的卫生问题 饭前便后、触摸口鼻之后、外出归家之后等,均须科学清洁双手。食品操作环节选择安全原料、保持清洁、生熟分开、彻底加热、安全保存,保证食品安全。

15. 规律进餐,吃好早餐 学龄儿童应做到一日三餐,两餐间隔4~6小时,三餐定时定量。早餐提供的能量应占全天总能量的25%~30%、午餐占30%~40%、晚餐占30%~35%为宜。

每天吃早餐,并保证早餐的营养充足。可结合本地饮食行为,丰富早餐品种,保证早餐营养质量。一顿营养充足的早餐至少应包括以下三类及以上食物:谷薯类、肉蛋类、奶豆类、果蔬类。

16. 和家人一起就餐,减少在外就餐和外卖食品 学龄儿童应多选择家庭自制食物和学生餐,尽量减少在外就餐。在外就餐时多选择高营养密度食物(如蔬菜水果),少选择能量密度高的食物。

17. 会简单估计食物份量,进行食物搭配 了解平衡膳食宝塔和膳食餐盘,并按照其种类、比例进行食物选择与搭配。学会食物多样、粗细搭配、荤素搭配、色彩搭配等简单原则,并将其应用到自己与家庭的饮食中。

18. 食物多样,多吃蔬果,足量奶豆,少油少盐少糖,合理选择零食 遵循中国居民膳食指南,学龄儿童平均每天摄入12种以上食物,每周25种以上;增加蔬菜水果的摄入,做到餐餐有蔬菜(其中一半以上应为深色蔬菜)、天天吃水果,选择新鲜应季的水果,果汁不能代替鲜果;保证每天摄入300ml或相当量奶制品,可以选择鲜奶、酸奶、奶粉或奶酪;膳食清淡,少油少盐少糖,选用碘盐;合理选择零食,优选水果、奶类和坚果,少吃高盐、高糖、高脂肪零食,不喝或少喝含糖饮料,零食不可替代正餐。

19. 吃动平衡,定期测量并评价体重 学龄儿童应每天进行累计至少60分钟中等到高强度的身体活动,每周至少进行3次高强度身体活动(如长跑、游泳、打篮球等),3次增强肌肉力量、骨骼健康的抗阻力运动(如俯卧撑、仰卧起坐及引体向上等)和骨质增强型运动。

定期测量体重,学会计算和评价体质指数(BMI)。

20. 注重餐桌礼仪,专注进食,细嚼慢咽 注重餐桌礼仪,尊重他人,从小形成良好的行为素养,如请长辈和客人先入座、动筷,给长辈盛饭,在餐桌上坐姿端正,吃饭时不敲打碗筷或大声喧哗,不随意翻动盘中的食物,不狼吞虎咽、吃饭尽量不发出声音,不随意扔垃圾,对准备食物的人表达感谢,饭前帮助摆放餐具,饭后帮助清理餐桌、收拾碗筷或帮助洗碗等。

第二节　学龄儿童营养素养问卷

营养素养是促进学龄儿童健康与发展的关键路径,目前的调查结果显示我国居民健康营养素养水平较低,但目前国内无广泛应用且经过信度和效度评价的营养素养评价工具。国外的营养素养量表大多只适用于成年人,一方面不同国家膳食环境、饮食文化与行为差距较大,另一方面学龄儿童与成年人认知水平差异较大,因此并不能直接应用于我国学龄儿童。由于缺乏适用于学龄儿童的营养素养评价工具,无法探明学龄儿童营养素养水平现状及其相关因素,不能证实提高营养素养促进儿童健康与发展策略是否可行,无法提出基于学校、家庭、社区、社会文化等各层面的营养素养干预靶点。因此,亟待构建信度和效度较好的学龄儿童营养素养评价工具,并进行素养评估与分析,为改善儿童营养健康状况提供科学依据和靶点。

遵循营养素养评价工具制定流程(图 1-3-1),营养素养项目组于 2019—2021 年制定完成了学龄儿童食物营养素养问卷(food and nutrition literacy questionnaire for Chinese school-age children,FNLQ-SC),并进行了信度和效度评价。这里采用了"食物营养素养"而非"营养素养"概念,强调学龄儿童要掌握具体的食物相关技能(如会选择食物、会简单制作食物),而并不是只了解抽象的营养知识(了解各类食物的营养学特点)。

一、适用对象

考虑到认知特点,推荐本问卷适用于小学中高年级和初中生(3~9 年级)的营养素养水平评价。

小学低年级(1~2 年级)儿童由于读、写、算等基本素养较低,需制定更为简单适用的营养素养问卷。

高中生(15 岁及以上)推荐使用一般人群营养素养评价工具。

二、问卷结构

学龄儿童食物营养素养问卷(FNLQ-SC)包括认知和技能两个领域,食物营养相关知识与理念、选择食物、制作食物、摄入食物四个维度,涉及功能性、互动性、批判性素养三个层次,共计 20 个核心信息、50 个题目,如表 6-2-1 所示。

表6-2-1　学龄儿童食物营养素养问卷（3~9年级）

1. 你是否赞同以下想法或行为,在对应的序号处打√	非常不赞同	不赞同	一般	赞同	非常赞同
（1）我的健康和行为应该主要由家长做决定	①	②	③	④	⑤
（2）儿童期合理营养与成年后健康密切相关	①	②	③	④	⑤
（3）蔬菜水果营养价值差不多,可以互换	①	②	③	④	⑤
（4）乳饮料属于奶制品	①	②	③	④	⑤
（5）人的饮食行为会影响自然环境	①	②	③	④	⑤
（6）有虫眼的蔬菜水果证明农药残留少	①	②	③	④	⑤
（7）剩饭要彻底加热后才能吃	①	②	③	④	⑤
（8）没吃完的菜应及时放冰箱,不要等凉却	①	②	③	④	⑤
（9）厨房切生肉的案板洗净后就能切熟肉	①	②	③	④	⑤
（10）早饭时间不饿就不吃了,中午多吃点就行	①	②	③	④	⑤
（11）餐厅（包括外卖）食物种类多样,比家庭食物更有营养	①	②	③	④	⑤
（12）蔬菜水果应该占每天摄入食物的一半（重量）	①	②	③	④	⑤
（13）奶是只有婴幼儿才必需的食物	①	②	③	④	⑤
（14）我正在长身体,要尽量多吃肉	①	②	③	④	⑤
（15）用酱或酱油替代食盐有利于健康	①	②	③	④	⑤
（16）不渴的时候不用喝水	①	②	③	④	⑤
（17）运动后应该喝运动（电解质）饮料	①	②	③	④	⑤
（18）小孩胖一点不影响健康	①	②	③	④	⑤
（19）一边吃饭一边看手机/电视新闻可以一举两得	①	②	③	④	⑤
（20）吃饭快慢对健康影响不大	①	②	③	④	⑤
2. 根据自己的实际情况,在对应的序号处打√	非常不符合	不符合	一般	符合	非常符合
（1）我关注营养健康相关的信息	①	②	③	④	⑤
（2）我会主动和家人/同伴讨论营养健康相关信息	①	②	③	④	⑤
（3）我选择食物时会受食品广告的影响	①	②	③	④	⑤

续表

2. 根据自己的实际情况,在对应的序号处打√	非常不符合	不符合	一般	符合	非常符合
（4）我知道家附近售卖新鲜蔬菜水果的超市/市场	①	②	③	④	⑤
（5）我对中国饮食文化很感兴趣	①	②	③	④	⑤
（6）我会做一些中国传统美食（如饺子、汤圆等）	①	②	③	④	⑤
（7）我通常自己决定吃什么食物	①	②	③	④	⑤
（8）我在选择食物时总会考虑是否营养	①	②	③	④	⑤
（9）我会陪同家人去超市/市场购买食物	①	②	③	④	⑤
（10）我会从健康的角度建议家庭食物种类,比如多蔬菜水果、少油炸食品和甜食等	①	②	③	④	⑤
（11）我在家里或学校种植过农作物(如蔬菜)	①	②	③	④	⑤
（12）我会规划食物,很少浪费食物	①	②	③	④	⑤
（13）我购买食品时关注包装上的食品标签	①	②	③	④	⑤
（14）我会和家人一起做饭(摘菜、烹饪、清洗等)	①	②	③	④	⑤
（15）我吃东西前洗手	①	②	③	④	⑤
（16）没有体育课时(如周末和假期),我也会去运动	①	②	③	④	⑤
（17）我至少每周会测量一次体重	①	②	③	④	⑤
（18）我遵守餐桌礼仪(长者先、不喧闹、不乱翻饭菜、帮助收拾餐具等)	①	②	③	④	⑤

3. 下列农作物和食物对应**错误**的是（　　　）
　　①土豆和薯条　②小麦和馒头　③红薯和粉条　④高粱和爆米花　⑤水稻和大米

4. **连一连**:参考示例,将左边的食物和右边的食物分类正确连线

土豆	蔬菜水果类
鲤鱼	谷薯杂豆类
冰糖	大豆类和坚果
西蓝花	纯能量食物
黄豆豆浆	动物性食物

5. （3~6**年级跳过此题**）以下食物及其富含的营养素对应**错误**的是（　　　）
　　①动物肝脏-维生素 A　②米饭-碳水化合物　③橘子-维生素 C　④鸡肉-钙

6. 中国居民**平衡膳食宝塔最底下的一层**是（　　　）
　　①蔬菜水果　②动物性食物　③谷薯类　④奶豆类　⑤不清楚

续表

7. 如果同学想约你去吃<u>路边摊烧烤</u>,周边环境并不卫生,你会( ) ①既然同学邀请,就吃一次没问题,还是去吧　　②烧烤那么好吃,当然要吃了 ③劝说朋友去吃别的,路边烧烤不健康不卫生　④借口有事不去
8. 假如你的家人患有较严重的糖尿病,听别人劝说正准备停药吃保健品,你会( ) ①仔细阅读保健品说明书或咨询商家,看是否适合家人 ②吃药有副作用,而保健品没有,家人应该听劝 ③建议家人咨询医生、营养师或其他专业人士再决定 ④我不懂,不给建议
9.(1)假设今天是2019年6月1日,你在家里找到了这三种牛奶,你会喝( ) 纯牛奶 生产日期:2019年5月20日 保质期:室温14天 ① 鲜牛奶 生产日期:2019年5月26日 保质期:室温3天 ② 高钙奶 生产日期:2019年4月29日 保质期:室温30天 ③

(2)你觉得以下哪种牛奶**更适合超重肥胖**的人( )　①品种1　②品种2　③不清楚

品种1　营养成分表

项目	每100毫升	营养素参考值%/NRV%
能量	265千焦(kJ)	3%
蛋白质	3.5克(g)	6%
脂肪	3.4克(g)	6%
碳水化合物	4.7克(g)	2%
钠	40毫克(mg)	2%
钙	122毫克(mg)	15%

品种2　营养成分表

项目	每100毫升	营养素参考值%/NRV%
能量	182千焦(kJ)	2%
蛋白质	3.0克(g)	5%
脂肪	1.3克(g)	2%
碳水化合物	4.9克(g)	2%
钠	72毫克(mg)	4%
钙	125毫克(mg)	16%

(3)(**3、4年级跳过此题**)上题的食品营养标签中,"**营养素参考值%/NRV%**"是指100g/ml该食品所含营养成分占每日参考摄入量的**百分比**。那么,如果只靠喝**品种2**的牛奶来摄入钙,喝( )就可以满足我们一天需要的**钙**(估算即可)
①200ml左右　②400ml左右　③600ml左右　④不清楚怎么算

10.(**3、4年级跳过此题**)中国居民膳食指南建议每天吃200~350g**水果**,以下( )选项**不能**达到推荐量? (图中330ml易拉罐为参照物)

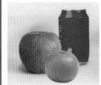

①一个苹果和一个橘子

②15颗葡萄

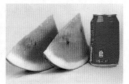

③两块西瓜

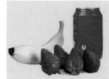

④一根香蕉和五颗草莓

11. 你认为以下哪种是比较健康的零食( ) ①薯片 ②蜜枣 ③酸奶 ④奶茶 ⑤蛋糕	
12.（3、4年级跳过此题）体质指数（BMI）是用来评价体重/体型的常用指标,其计算公式为BMI= 体重（kg）/身高²（m²）。 小兰8岁,体重为28.8kg,身高为1.20m,已知8岁女孩BMI超过19.4kg/m²属于肥胖,你来判断一下她是否肥胖呢（ ） ①是 ②不是 ③不清楚	

三、评价方法及说明

本问卷为自填式问卷。所有题目依据正确程度由低到高赋分。其中Likert-5 分题依次赋分 0、0.5、1、1.5、2 分;其他题目答对赋分 2 分;连线题每个正确连线赋 1 分。考虑到不同学段认知水平不同,3~6 年级填写问卷时设置了题目跳转,因此满分并不相同,建议数据处理时将得分均折算为百分制。可以评价营养素养总分,也可以分析不同领域、不同维度得分情况。核心信息对应题目(题号)如表 6-2-2 所示。

营养素养评分标准(界值)的制定一般需以整体膳食质量作为结局变量,采用受试者工作特征曲线(ROC 曲线)法进行。项目组尚未应用 FNLQ-SC 进行大样本人群验证性测评,因此尚无法提出学龄儿童营养素养水平(具备营养素养)适宜界值,这也是下一步的主要工作内容。

表 6-2-2 学龄儿童食物营养素养问卷核心信息对应题目

领域	维度	核心信息	对应题号
认知	食物营养相关知识与理念	1. 建立为自己的健康和行为负责的信念	1（1）
		2. 认识合理营养对儿童发育乃至一生健康的重要性	1（2）
		3. 关注并讨论食物营养信息,正确对待食品广告	2（1）,2（2）,2（3）
		4. 了解食物的来源及食物供应链	3,2（4）
		5. 了解食物分类及其主要营养特点	1（3）,1（4）,4,5,6
		6. 了解食物与环境的相互影响	1（5）
		7. 了解不同饮食文化	2（5）,2（6）
技能	选择食物	8. 自主选择健康食物,积极主动参与家庭食物选择	2（7）,2（8）,2（9）,2（10）,7,8
		9. 学习简单的食物种植和家庭加工方法	2（11）

续表

领域	维度	核心信息	对应题号
技能	选择食物	10. 规划食物数量,避免食物浪费	2(12)
		11. 会初步判定食物品质	1(6)
		12. 阅读并理解食品标签和营养标识	2(13),9(1),9(2),9(3)
	制作食物	13. 熟悉厨房,学习烹饪,和家人一起制作食物,做力所能及的家务	2(14)
		14. 科学清洁双手,注重食品操作各环节的卫生问题	2(15),1(7),1(8),1(9)
	摄入食物	15. 规律进餐,吃好早餐	1(10)
		16. 和家人一起就餐,减少在外就餐和外卖食品	1(11)
		17. 会简单估计食物份量,进行食物搭配	10
		18. 食物多样,多吃蔬果,足量奶豆,少油少盐少糖,合理选择零食	1(12),1(13),1(14),1(15),1(16),1(17),11
		19. 吃动平衡,定期测量并评价体重	2(16),2(17),1(18),12
		20. 注重餐桌礼仪,专注进食,细嚼慢咽	2(18),1(19),1(20)

四、信度和效度评价

应用 FNLQ-SC 对河北省 4 359 名 3~8 年级学生进行食物营养素养水平评价(2019 年),为降低认知差异影响,分为三个学段(3/4、5/6、7/8 年级)进行问卷分析。结果显示,各学段问卷的接受率和完成率均达到 85% 以上,完成时间绝大部分在 20 分钟以内,说明问卷的可行性良好。各题目难度在 0.15~0.85 范围内,问卷总体难度适中,且具有一定的区分度。

信度评价结果显示,各学段问卷的总 Cronbach's α 系数分别为 0.727、0.777、0.729(均 >0.7),内部一致性可接受。分半信度检验显示两部分的相关系数为 0.597~0.661,Spearman-Brown 系数为 0.748~0.796,Guttman 分半系数为 0.748~0.796。

信度评价结果显示,各维度得分与素养总得分之间的 Spearman 相关系数为 0.342~0.866,相关性较强;且各维度间得分均明显相关($P<0.05$),可以认为该问卷具有较好的内容效度。技能领域的探索性因子分析提取的因子(选择食物、制作食物、摄入食物)与研究框架模型大致吻合。验证性因子分析结果显示,认知领域的 RMSEA 为 0.55,GFI 和 AGFI 均 >0.90,拟合优度良好;技能领域的 RMSEA 为 0.70,GFI 为 0.838,AGFI 为 0.813,拟合尚可。

第三节　学龄儿童营养素养评价

由于不健康饮食行为高暴露,学龄儿童面临着营养不足和超重肥胖的双重负担。与此同时,学龄儿童正值行为主动发展和自主发展阶段,提高学龄儿童营养素养,是改善儿童饮食行为和营养状况的重要手段。但到目前为止,我国学龄儿童营养素养水平及其关键影响因素尚不明确。营养素养项目组前期构建了信度和效度较好的学龄儿童营养素养评价工具。在此基础上,对学龄儿童食物营养素养水平进行评价,并探索其相关因素,可为进一步的营养教育和儿童营养改善提供干预目标和干预路径。

一、学龄儿童营养素养水平

营养素养项目组于 2019 年对河北省保定市 5 所学校共 4 359 名 3~8 年级学生进行了"学龄儿童食物营养素养问卷(FNLQ-SC)"调查。由于尚缺乏充足依据制定儿童食物营养素养的界值,因此本调查主要分析了得分情况(折算为百分制),而未进行是否具备素养的判定。结果显示,调查对象的食物营养素养平均得分为(61.91 ± 9.22)分。如果参照健康素养的判定依据(即 80 分及以上),本调查学龄儿童食物营养素养水平仅为 2.09%。分析素养不同领域和维度得分情况,可见学龄儿童食物营养相关知识理念得分高于技能得分,其中"摄入食物"技能得分最低;功能性、互动性、批判性素养水平得分依次递增。本调查是国内首次对儿童食物营养素养进行的系统评价。

2020—2021 年项目组利用 FNLQ-SC 对北京市 10 000 名 3~12 年级学生(多阶段分层整群抽样)的食物营养素养进行评价,结果显示被调查对象的营养素养平均得分为(68.4 ± 9.8)分,11.7% 具备营养素养(≥80 分)。与保定市学龄儿童结果相比,北京市中小学生营养素养水平明显较高。

国内其他调查往往是对营养素养的部分维度或部分条目进行评价,由于方法学不一致,数据间几乎不具备可比性。国内学者 2015 年对 6 城市 12 197 名 4~5 年级小学生的调查结果显示,有超过 60% 的儿童对于谷物、含蛋白质食物、含钙食物有所了解,而只有不到一半的儿童了解含铁食物。2018 年对北京市 560 名学龄儿童调查显示,仅 8.4% 的小学生(5 年级)和 6.4% 的初中生(初二)对营养知识的掌握较全面。2014 年对 2 939 名农村贫困地区小学生(2~6 年级)的调查显示,农村小学生营养知识水平较低,各项营养知识知晓率在 21.4%~97.4%,住宿生回答正确率高于走读生(P<0.05),非留守儿童高于留守儿童(P<0.05)。2016 年对"农村义务教育学生营养改善计划"试点地区

3 833 名 4~9 年级学生进行调查显示,农村学生对蛋白质、钙和铁食物来源的知晓率分别为 76.6%、70.6% 和 69.4%。

2014 年日本 4 所公立小学 1 210 名儿童营养知识掌握情况调查结果显示,低年级学生回答正确率为 77.4%,高年级学生为 68.5%。伊朗建立了系统的小学生食物营养素养量表(food and nutrition literacy scale,FNLIT),2015—2016 年对 803 名伊朗 10~12 岁小学生进行调查显示,23.9% 的儿童食物营养素养较高,其中 68.8% 的被调查儿童具有较高的认知水平,但只有 15.1% 的儿童具备相关技能。由此可见,学龄儿童具备一定的食物营养相关认知能力,但操作技能较差。

二、学龄儿童营养素养相关因素

按照营养素养概念框架,营养素养是连接个人、食物、环境的中间桥梁,受个体特征和食物环境的影响。

本项目组 2019 年调查结果显示,儿童食物营养素养随年龄、年级增长呈上升趋势,女生、独生子女、城镇户口、学习过营养健康知识、家庭经济状况较好、父母为主要照护人且受教育水平较高的儿童,其食物营养素养水平较高($P<0.05$)。此外,独生子女、城镇户口儿童的互动性素养水平明显低于相应组别,而寄宿生、由父母照护的儿童互动性素养明显较高($P<0.05$)。学校营养教育与儿童营养素养有关,调查结果显示学习过营养健康知识的儿童食物营养素养总分及各维度得分均较高($P<0.05$)。家庭食物环境与儿童食物营养素养水平亦明显相关,家中经常备有水果、较少在外就餐、家人进餐专注、有家庭食物规则(父母要求多吃某些食物)、家人经常交流食物营养信息的儿童,其食物营养素养总得分较高($P<0.05$)。多因素分析显示,家庭食物环境相关变量的标准化回归系数明显高于社会人口学特征变量,是影响儿童食物营养素养的主要因素。

北京市 2020—2021 年调查结果显示,3~12 年级中小学生营养素养与年级、性别、户口类型、照护者受教育水平、家庭收入有关。虽然高中生食物营养相关知识得分高于小学生和初中生,但由于选择/制作/摄入食物的技能得分随学段增加而降低,所以营养素养总分与年级呈负相关关系,年级越高,素养水平越低,小学生、初中生、高中生具备营养素养比例分别为 18.8%、7.8%、5.4%,差异有统计学显著性($P<0.05$)。此外,女生具备营养素养比例(12.6%)明显高于男生(10.8%),$OR=1.204$(95%CI:1.060~1.367)。学生营养素养与照护者受教育水平呈明显正相关,照护者受教育水平越高,学生营养素养越高($P<0.05$)。此外,营养素养与家庭食物环境也呈明显正相关,家庭食物环境较健康(得分≥60 分)的学生具备营养素养的 $OR=2.397$(95%CI:1.951~2.945)。

国内相关研究显示,女生的营养知识掌握情况略好于男生;独生子女健康素养水平高于非独生子女,城镇户口学生高于农村户口学生,非住校生高于寄宿生,父母受教育水平高、家庭经济情况好的学生健康素养得分较高,均与本研究结果基本相符。2013年"农村义务教育阶段学生营养改善计划"监测结果显示(n=29 317),试点地区3~9年级学生营养知识水平较低,初中生高于小学生,乡镇及县城学校学生高于农村学校学生($P<0.05$);学生营养知识来源途径以课本(56.7%)和校园宣传或课堂教学(54.9%)为主。伊朗学龄儿童评价结果显示,儿童性别、年级、出生顺序、父母年龄和受教育水平、种族是影响儿童食物营养素养的主要因素;女生的食物选择能力优于男生,但男生的批判性素养强于女生;6年级学生素养高于5年级;出生顺序非第一位不利于批判性素养养成;母亲文化程度高有利于儿童食物营养素养。上述国内外研究结论与本项目组研究基本一致。

三、学龄儿童营养素养与膳食质量的关系

多项研究表明,营养素养与膳食质量密切相关,是其重要的预测指标。营养素养水平较高者往往摄入更多的蔬菜水果和更少的高脂肪食物。一项对青少年人群(10~19岁)营养素养与膳食摄入关系的系统综述(2015年)共纳入13项研究,其中8项研究结果显示青少年营养素养与膳食摄入之间呈正相关,营养知识丰富、参与食物制作的青少年饮食行为更健康。由于绝大部分研究均为横断面研究,因此需要高质量前瞻性的研究设计来证实营养素养与儿童膳食质量之间的因果关系。另一项关于青少年营养素养干预效果的系统综述(2019年)共纳入44项研究,结果显示,掌握更多营养知识和食物技能的青少年其饮食行为更健康,营养素养干预可提高青少年的烹饪技能和食品安全知识水平;还有2项研究显示可改善青少年近期饮食行为,但对长期饮食行为的影响需要更多的证据。

2019年本项目组对河北省保定市3~8年级学生的调查显示,学龄儿童营养素养水平与粗粮、水果、蔬菜、奶制品、早餐、食物多样化(≥12种)等食物频率呈正相关($P<0.05$),而与含糖饮料、油炸食品等摄入频率呈负相关($P<0.05$)。

2020—2021年北京市调查结果显示(n=10 000),营养素养较高的中小学生其饮食行为更健康(β=0.401,$P<0.05$);具备营养素养(得分≥80分)的学生每天吃粗杂粮(44.8%)、水果(82.4%)、蔬菜(89.0%)、奶制品(66.6%)的比例明显高于不具备营养素养的学生(分别为24.7%、59.9%、69.4%、53.4%,$P<0.05$),而每周(≥1次)摄入含糖饮料(53.6%)和油炸食品(48.5%)的比例明显低于对照组(73.1%和69.8%,$P<0.05$)。营养素养与健康状况的关系并

不一致,具备营养素养(得分≥80分)的学生发生贫血的 OR 为 0.607(95%CI:0.303~1.216),但发生超重肥胖的风险较高(OR=1.246,95%CI:1.082~1.436)。这可能与超重肥胖学生及家庭更关注营养健康信息有关,需要前瞻性或干预性研究予以证实。

2018—2019 年对 467 名土耳其青少年调查显示,调查对象营养素养与饮食行为明显相关(β=0.357,P<0.05)。2015—2016 年对伊朗德黑兰 803 名小学生进行的横断面研究显示,食物营养素养得分低与膳食蛋白质、钙、维生素 B_3、维生素 B_6、叶酸充足率低有关,其中功能性食物营养素养水平低与食物多样性(OR=2.19,95%CI:1.32~3.62)、水果多样性(OR=3.88,95%CI:2.14~6.99)、乳制品多样性(OR=9.60,95%CI:2.07~44.58)得分低明显相关,而互动性食物营养素养水平低与肉类多样性得分低有关(OR=1.73,95%CI:1.07~2.81)。

综上所述,使用 FNLQ-SC 系统评价两个地区的学龄儿童食物营养素养,并分析了个体特征及家庭食物环境等可预测因素;初步提出农村户籍、家庭子女数量较多、寄宿生、家庭经济状况一般、缺乏父母照护、家庭食物环境较差、学校无营养教育的儿童,应作为下一步营养教育和营养改善的主要靶人群;进一步分析显示儿童营养素养与低能量密度高营养密度食物摄入频率呈正相关,而与高能量密度食物摄入频率呈负相关;儿童食物营养素养与健康结局的关系需要进一步探索,应作为下一步的主要关注方向,以便为儿童营养教育和营养改善计划提供科学证据。

(朱文丽 刘 坦)

参考文献

[1] 杨月欣,葛可佑.中国营养科学全书[M].2版.北京:人民卫生出版社,2019.

[2] 曾茂,鲜金利,谢畅晓,等.基于德尔菲法和层次分析法构建重庆市中学生营养素养评价指标体系[J].保健医学研究与实践,2021,18(3):7-14.

[3] 中华人民共和国卫生和计划生育委员会.中国公民健康素养——基本知识与技能释义(2015 年版)[M].北京:人民卫生出版社,2017.

[4] LIU T,SU X,LI N N,et al. Development and validation of a food and nutrition literacy questionnaire for Chinese school-age children[J]. PLoS One,2021,16(1):e0244197.

[5] 刘坦,苏笑,李妞妞,等.学龄儿童食物营养素养核心信息的专家一致性评价[J].中国健康教育,2020,36(2):125-128,157.

[6] 中国营养学会.中国居民膳食指南(2022)[M].北京:人民卫生出版社,2022.

[7] 中国营养学会.中国学龄儿童膳食指南(2022)[M].北京:人民卫生出版社,2022.

[8] 黎牧夏,朱文丽,许雅君,等.居民营养素养评价工具的研究及应用[J].中华预防医学杂志,2020,54(10):1031-1034.

[9] 夏娟,张玲.营养素定义及其测评工具研究现状[J].卫生研究,2021,50(04):698-704.

[10] 赵杰,王继伟,邵春海,等.营养素养及其评价工具研究进展[J].中华预防医学杂志,2018,52(03):328-331.

[11] 谭雨薇,周雅琳,许雅君.营养素养调查现况及评价工具研究进展[J].中华预防医学杂志,2020,54(10):1146-1151.

[12] 张昊,尚磊.医学量表编制中的统计学方法进展.实用预防医学[J],2019,26(3):381-385.

[13] 曾茂,鲜金利,谢畅晓,等.基于德尔菲法和层次分析法构建重庆市中学生营养素养评价指标体系[J].保健医学研究与实践,2021,18(3):7-14.

[14] YUEN E Y N,THOMSON M,GARDINER H. Measuring Nutrition and Food Literacy in Adults:A Systematic Review and Appraisal of Existing Measurement Tools [J]. Health Lit Res Pract,2018,2(3):e134-e160.

[15] AMOUZANDEH C,FINGLAND D,VIDGEN H A. A Scoping Review of the Validity, Reliability and Conceptual Alignment of Food Literacy Measures for Adults [J]. Nutrients, 2019,11(4):801.

[16] VETTORI V,LORINI C,GIBBS H D,et al. The Nutrition Literacy Assessment Instrument for Italian Subjects,NLit-IT:Exploring Validity and Reliability [J]. Int J Environ Res Public Health,2021,18(7):3562.

[17] 陈圆圆,杨春军,王冬梅,等.营养素养评价工具的汉化及在糖尿病患者中的信效度研究:基于CTT和Rasch模型的分析[J].中国全科医学,2020,23(26):3342-3347.

[18] 王翘懿,王宏,程绪婷,等.初中生健康素养量表的编制与信效度评价[J].现代预防医学,2016,43(23):4296-4300,4305.

[19] CARROLL N,PERREAULT M,MA D W,et al. Assessing food and nutrition literacy in children and adolescents:a systematic review of existing tools [J]. Public Health Nutr, 2021,25(4):1-16.

[20] DOUSTMOHAMMADIAN A,OMIDVAR N,KESHAVARZ-MOHAMMADI N,et al. Developing and validating a scale to measure Food and Nutrition Literacy(FNLIT)in elementary school children in Iran [J]. PLoS One,2017,12(6):e0179196.

[21] KHORRAMROUZ F,DOUSTMOHAMMADIAN A,AMINI M,et al. Validity of a Modified Food and Nutrition Literacy(M-FNLIT)Questionnaire in Primary School Children in Iran [J]. Br J Nutr,2022,127(10):1588-1597.

[22] 刘坦,苏笑,李妞妞,等.保定市学龄儿童食物营养素养评价及其相关因素[J].中国学校卫生,2020,41(08):1158-1163.

[23] WARDLE J,PARMENTER K,WALLER J. Nutrition knowledge and food intake [J]. Appetite,2000,34(3):269-275.

[24] SPRONK I,KULLEN C,BURDON C,et al. Relationship between nutrition knowledge and dietary intake [J]. British Journal of Nutrition,2014,111(10):1713-1726.

[25] ZHANG R,YU XH,YU YJ,et al. Family Food Environments and Their Association with Primary and Secondary Students' Food Consumption in Beijing,China:A Cross-Sectional Study [J]. Nutrients,2022,14(9):1970.

[26] 郑梦琪.我国六城市四、五年级小学生营养素养及饮食行为的现况研究[D].北京:中国疾病预防控制中心,2017.

[27] 任大扬.上海市小学生健康素养评价指标构建与应用研究[D].上海:第二军医大学,

2017.

［28］VEPSALAINEN H，MIKKILA V，ERKKOLA M，et al. Association between home and school food environments and dietary patterns among 9-11-year-old children in 12 countries［J］. Int J Obes Suppl，2015，5（Suppl 2）：S66-S73.

［29］DOUSTMOHAMMADIAN A，KESHAVARZ MOHAMMADI N. Food and nutrition literacy （FNLIT）and its predictors in primary schoolchildren in Iran［J］. Health Promot Int，2019，34（5）：1002-1013.

［30］VAITKEVICIUTE R，BALL L E，HARRIS N. The relationship between food literacy and dietary intake in adolescents：a systematic review［J］. Public Health Nutr，2015，18（4）：649-658.

［31］ASAKURA K，TODORIKI H，SASAKI S. Relationship between nutrition knowledge and dietary intake among primary school children in Japan：Combined effect of children's and their guardians' knowledge［J］. J Epidemiol，2017，27（10）：483-491.

［32］KOCA B，ARKAN G. The relationship between adolescents' nutrition literacy and food habits，and affecting factors［J］. Public Health Nutr，2020（29）：1-12.

［33］DOUSTMOHAMMADIAN A，OMIDVAR N，KESHAVARZ-MOHAMMADI N，et al. Low food and nutrition literacy（FNLIT）：a barrier to dietary diversity and nutrient adequacy in school age children［J］. BMC Res Notes，2020，13（1）：286.

［34］BAILEY C J，DRUMMOND M J，WARD P R. Food literacy programmes in secondary schools：a systematic literature review and narrative synthesis of quantitative and qualitative evidence［J］. Public Health Nutr，2019，22（15）：2891-2913.

［35］关炳菊，王情情，潘慧，等. 农村贫困地区小学生营养知识现状［J］. 中国学校卫生，2017，38（05）：654-656.

［36］DOUSTMOHAMMADIAN A，OMIDVAR N，SHAKIBAZADEH E. School - based interventions for promoting food and nutrition literacy（FNLIT）in elementary school children：a systematic review protocol［J］. Syst Rev，2020，9（1）：87.

第七章

老年人营养素养

　　进入老龄阶段,人的生活环境、社会交往范围出现了较大变化,特别是身心功能出现不同程度的衰退,如代谢能力下降、呼吸功能减退、心脑功能衰退、视觉和听觉及味觉等器官反应迟钝、肌肉衰减等。这些变化会影响老年人摄取、消化食物和吸收营养物质的能力,使其容易出现蛋白质、微量营养素摄入不足,产生消瘦、贫血等问题,增加老年人患营养不良的风险,降低身体的抵抗能力,增加罹患疾病的风险。

　　老年人营养知识匮乏,加之长期形成的生活方式不容易改变,老年人营养不良的发生与营养素养水平、不良饮食行为密切相关,并可通过营养干预等手段改善老年人的营养状况。因此,掌握正确的营养知识,形成良好的饮食习惯对促进老年人健康具有重要意义。

　　为进一步改善老年人营养健康状况,切实增强老年人的健康获得感,促进健康老龄化,根据《中共中央国务院关于加强新时代老龄工作的意见》《"十四五"健康老龄化规划》《国民营养计划(2017—2030年)》要求,全国老龄工作委员会办公室决定2022—2025年在全国组织开展老年营养改善行动,旨在增强老年人营养健康意识,提升老年人营养健康素养,营造有利于老年人营养健康的社会氛围;实施营养干预,改善老年人营养健康状况。然而到目前为止,国内尚未见老年人营养素养的系统研究,因此,有必要开发建立中国老年人营养素养核心信息及其评价工具,以期为提升老年人营养素养水平提供辅助干预工具。

第一节 老年人营养素养核心信息

采用文献分析和专家一致性评价,初步拟定"老年人营养素养核心信息",以便为下一步制定营养素养评价工具提供条目框架。

一、制定过程

(一)文献分析

以"营养素养(nutrition literacy)""食物素养(food literacy)""食物营养素养(food and nutrition literacy)""健康营养素养(health and nutrition literacy)"以及"老年人(old people,elderly people)"等作为关键词,检索 PubMed、Web of Science、CNKI、万方等数据库 1998—2019 年间发表的相关文献,并进行系统文献分析。在此基础上充分考虑老年人常见慢性病和老年综合征的特点和饮食行为问题,以《中国居民膳食指南(2022)》作为膳食目标、《中国老年人膳食指南(2022)》作为主要依据,同时参考《回顾性膳食调查辅助参考食物图谱》《2015 中国老龄化与健康评估国家报告》等指南共识性文件,依据本书第一章关于营养素养的概念框架,经项目组成员充分讨论,初步构建老年人营养素养概念框架和核心信息。

(二)专家一致性评价

邀请 6 位从事老年营养、临床营养、健康教育等相关工作 10 年及以上,具有本科及以上学历、中级及以上专业技术职称的专家组成专家咨询团队,进行两轮专家内容效度评定。根据专家意见进行核心信息删减、添加和内容修改,直到指标达到内容效度标准。问卷包含两部分内容:第一部分为老年人营养素养核心信息的建立背景、目的、意义和详细构建过程;第二部分为专家评价表,专家依据专业经验及相关资料,评估营养素养核心信息与对应内容维度的关联性(或代表性),并对其关联程度进行打分(分值为 1~4 分,1= 不相关,2= 弱相关,3= 较强相关,4= 非常相关)。两轮专家咨询问卷的专家权威系数分别为 0.95 和 0.96,专家权威程度高,咨询结果可信度强。

专家评定 S-CVI 大于 0.90,说明问卷整体内容效度较好,所有条目 I-CVI 均大于 0.78,Kappa 值均大于 0.74,提示专家意见一致性良好,判定可以进入问卷检验阶段,对中国老年人营养素养评估问卷进行信度检验和结构效度检验。

二、核心信息

经过两轮专家问卷咨询,并根据专家意见对条目的措辞和叙述方式进行调整,建立了中国老年人营养素养核心信息,包括 3 个一级维度:基本知识与理念、健康生活方式与饮食行为、基本技能。6 个二级指标，12 个三级指标，对应 20 条核心信息，具体如表 7-1-1 所示。

表 7-1-1　中国老年人营养素养核心信息

一级指标	二级指标	三级指标	核心信息
基本知识与理念	基本理念	合理营养	1. 合理营养是延缓衰老和保证老年人健康的基石
	基本知识	食物分类	2. 了解食物分类及其营养价值
		营养与疾病	3. 积极进食，摄入充足的食物，预防营养缺乏
			4. 积极预防肌肉衰减和骨质疏松，减少慢性病发生
	基本理念	健康体重	5. 时常监测体重变化，维持适宜体重
		就餐环境	6. 积极主动参与烹饪过程，主动与家人或朋友一起进餐
健康生活方式与饮食行为	饮食行为	平衡膳食	7. 食物多样，平均每天摄入 12 种以上的食物
		饮食行为	8. 食物细软，细嚼慢咽，少量多餐，规律进餐，吃好早餐
		平衡膳食	9. 谷类为主，增加全谷物和杂豆类食物的摄入
			10. 摄入足够的优质蛋白质，鱼禽蛋肉要足量
			11. 餐餐有蔬菜，天天吃水果
			12. 合理选择高钙食物，保证奶豆摄入
			13. 少盐少油少糖，每天食盐不超过 5g
			14. 主动足量饮水，首选温热白水
	健康生活方式	运动健康	15. 积极参与户外活动，运动要量力而行，适量抗阻运动
基本技能	认知技能	获得信息能力	16. 关注营养健康信息，甄别和应用正确的信息
	操作技能	营养操作能力	17. 学会估算食物份量，合理搭配食物
			18. 学会阅读食品标签，合理选择食品
			19. 在营养师和医生的指导下，合理利用营养强化食品或营养素补充剂
		食品安全能力	20. 注意饮食卫生，学会合理利用剩余饭菜

　　1. 合理营养是延缓衰老和保证老年人健康的基石　合理营养与健康有密切的关系。首先，合理营养维持人体组织的构成，营养素是人体的物质基

础,任何组织都是由营养素构成的,因此人体的生长发育、组织修复、延缓衰老都与营养状况有关。其次,合理营养维持生理功能,人体在生命活动过程中不断从外界环境中摄取食物,从中获得人体必需的营养物质,包括蛋白质、脂类和碳水化合物。合理营养还能维持心理健康,营养素不仅构建神经系统的组织形态,而且直接影响各项神经功能的形成。

2. **了解食物分类及其营养价值** 食物分为五大类:

(1)第一类为谷薯类:包括谷类(包含全谷物)、薯类和杂豆类。由于在食用习惯上杂豆类经常保持整粒状态,与全谷物概念相符,且常作为主食材料,因此也被纳入此类,主要提供碳水化合物、膳食纤维等营养素。

(2)第二类为蔬菜和水果类:主要提供膳食纤维、维生素 A、维生素 C 等营养素。

(3)第三类为动物性食物:包括畜、禽、鱼、蛋、奶,主要提供蛋白质、脂肪等营养素。

(4)第四类为大豆和坚果类:主要提供脂肪、蛋白质等营养素。

(5)第五类为纯能量食物如烹饪油等。

3. **积极进食,摄入充足的食物,预防营养缺乏** 营养缺乏和营养过剩加剧了慢性非传染性疾病的发生发展,患病后尤其是住院患者的营养不足高发,老年人会因营养不良导致疾病负担沉重;老年人对营养与健康的知识水平较低、态度认知不足,近半数人群处于高风险状态,未来情况不容乐观。因此,老年人积极进食,摄入充足的食物,获取充足的营养有非常重要的意义。

4. **积极预防肌肉衰减和骨质疏松,减少慢性病发生** 肌肉衰减综合征是与增龄有关的进行性骨骼肌量减少、伴有肌肉力量和/或肌肉功能减退的综合征。运动和营养治疗是防治肌肉衰减综合征的有效手段:①常吃富含亮氨酸等支链氨基酸优质蛋白质的食物,如动物性食物;②控制总脂肪摄入的情况下增加深海鱼油、海产品等摄入;③在医师的建议下补充维生素 D,增加户外活动有助于提高老年人血清维生素 D 水平;④鼓励增加深色蔬菜和水果及豆类等富含抗氧化营养素食物的摄入;⑤以阻抗运动为基础的运动(如坐位抬腿、举哑铃、拉弹力绳等)能有效改善肌肉力量,每天进行 20~30 分钟,每周≥3 次,并减少静坐/卧,增加日常身体活动量。活动时注意量力而行,动作舒缓,避免碰伤、跌倒等事件发生。

5. **时常监测体重变化,维持适宜体重** 老年人体重过低或过高都对身体健康不利,建议老年人 BMI 最好不低于 $20kg/m^2$,最高不超过 $26.9kg/m^2$。老年人应时常监测体重变化,使体重保持在一个适宜的稳定水平,如果没有主动采取减重措施,与自身体重一段时间内正常体重相比,体重在 30 天内降低 5%

以上,或 6 个月内降低 10% 以上都应该引起高度注意,应前往医院进行必要的体格检查。

6. 积极主动参与烹饪过程,主动与家人或朋友一起进餐 适当参与食物的准备与烹饪,通过变换烹饪方式和食物的花色品种,烹制自己喜爱的食物,提升进食的乐趣,享受家庭喜悦和亲情快乐。对于孤寡、独居老年人,建议多结交朋友,或去集体用餐地点(社区老年食堂或助餐点、托老所用餐),增进交流,促进食欲,摄入更多更丰富的食物。

7. 食物多样,平均每天摄入 12 种以上的食物 食物中含有多种营养成分,不同的食物营养成分的种类和数量各不相同,人体对各种营养素的需要量也各不相同。因此,为了更好地满足营养与健康的需求,日常饮食中要摄入多种多样的食物,建议每天至少摄入 12 种以上食物,每周至少摄入 25 种以上食物。

8. 食物细软,细嚼慢咽,少量多餐,规律进餐,吃好早餐 考虑到老年人牙齿缺损、消化液分泌和胃肠蠕动减弱,老年人的膳食更应合理设计,多采用炖、煮、蒸、烩、焖、烧等烹调方式,少油炸和烟熏等。对高龄和咀嚼能力严重下降的老年人,饭菜应煮软烧烂,选择如软饭、稠粥、细软的面食等;对有咀嚼吞咽障碍的老年人可选择软饭、半流质食物或糊状食物,液体食物应增稠。早餐是一天中最重要的一餐,对人体健康有许多益处。饮食要定时、定量,进餐时细嚼慢咽。建议老年人三餐两点,一日三餐能量分配为早餐约 30%、午餐约40%、晚餐约 30%,上下午各加一次零食或水果。

9. 谷类为主,增加全谷物和杂豆类食物的摄入 平衡膳食模式中,粮谷类食物是基础食物,应作为膳食的主体,所提供的能量应达到总能量的一半。要做到平均每天 3 种,每天吃全谷物和杂豆类食物 50~150g。每周摄入 5 种以上谷薯及杂豆类食物,这样既能提供充足的能量,又可避免摄入过多的动物性食物,有利于预防心脑血管疾病、糖尿病等慢性病。

10. 摄入足够的优质蛋白质,鱼禽蛋肉要足量 鱼、禽、蛋、瘦肉均属于动物性食物,富含优质蛋白质,是平衡膳食的重要组成部分。但肉类脂肪和胆固醇含量普遍较多,摄入过多可增加肥胖和心血管疾病等发病风险,应适量摄入。建议老年人每天平均摄入动物性食物 120~150g,即畜禽肉 40~50g、蛋类40~50g、水产品 40~50g。

11. 餐餐有蔬菜,天天吃水果 新鲜蔬菜水果富含维生素、矿物质、膳食纤维和植物化学物,是 β 胡萝卜素、维生素 C、叶酸、钙、镁、钾的良好来源。研究表明,增加蔬菜水果的摄入可降低心血管疾病的发病风险。建议中国老年人每天摄入蔬菜 300~450g、新鲜水果 200~300g。加工水果制品不能代替新鲜水果。

12. 合理选择高钙食物,保证奶豆摄入 奶类是一种营养成分丰富、组成比例适宜、易于消化吸收、营养价值高的天然食品。奶类不仅钙含量高,且钙磷比例合适,还含有维生素 D、乳糖、氨基酸等促进钙吸收的因子,吸收利用率高,是钙的良好来源,对人体健康益处良多。老年人应该每天摄入 300g 鲜牛奶或相当量的奶制品,或奶粉 37.5g/奶酪 30g。除奶之外还可选用豆制品(豆腐、豆腐干等)、海产品(海带、虾、螺、贝)、高钙低草酸蔬菜(芹菜、油菜、紫皮洋葱、苜蓿)、黑木耳、芝麻等。

13. 少盐少油少糖,每天食盐不超过 5g 食盐摄入过多可增加高血压的发生风险,成年人每人每天食盐不应超过 5g。建议使用控盐勺、烹调方式多样化、用其他调料品代替、适量吃肉、少吃零食等方式,循序渐进减少盐量。

14. 主动足量饮水,首选温热白水 水是膳食的重要组成部分,是一切生命必需的物质。饮水不足或过多都会对人体健康带来危害。建议每天最少饮水 1 500~1 700ml(7~8 杯)。

15. 积极参与户外活动,运动要量力而行,适量抗阻运动 积极参加户外活动,每天户外锻炼 1~2 次,每次 30~60 分钟,每天活动量折合应达到至少 6 000 步。运动量应根据自己的体能和健康状况随时调整,量力而行,循序渐进,强度不要过大,运动持续时间不要过长,可以分多次运动,每次不少于 10 分钟。以轻度的有氧运动(慢走、散步、打太极拳等)为主;身体素质较强者,可适当提高运动强度,如快走、广场舞、球类等;对于体重较大的老年人和关节不好的老年人,应避免爬山、登楼梯、骑自行车爬坡等。活动的度以轻微出汗为宜。

16. 关注营养健康信息,甄别和应用正确的信息 判断健康信息平台是否可靠有四个维度:一是查看网站和社交媒体所属的机构是否有信誉;二是查看网站信息是否有专业人员进行审核把关;三是查看一些网站和社交媒体中的健康信息有没有违背常理;四是判断网站和社交媒体有没有推销产品的倾向。

判断网络健康信息是否可信也有四个维度:一是看信息的来源和出处是否权威;二是看信息作者、内容是否和其从事的专业领域相符合;三是看信息发布的时间;四是看信息表达的观点是否有一定的认同度。

17. 学会估算食物份量,合理搭配食物 确定食物份量的主要目的是帮助消费者逐渐学习估计食物重量,定量饮食,更好地实现膳食指南推荐食物量的目标。要学会简单科学的食物搭配:了解中国居民平衡膳食餐盘,并按照其种类、比例进行食物选择与搭配。学会食物多样、粗细搭配、荤素搭配、色彩搭配等简单原则,并将其应用到自己与家庭的饮食中。

18. 学会阅读食品标签,合理选择食品 购买食品时要注意食物的标签,包括:日期信息、储存条件、配料表、营养成分表和营养声称等。买食品时学看营养标签,就会逐渐了解食品中油、盐、糖的含量,并做到聪明选择、自我控制。

19. 在营养师和医生的指导下,合理利用营养强化食品或营养素补充剂　现代生活中,营养补充剂和保健食品层出不穷,应该以一种理智的心态合理选择营养补充剂以及保健食品,选购保健食品应去正规的商场超市等购买有国家批号的产品,听从营养师和医生的建议,按照需求购买。

20. 注意饮食卫生,学会合理利用剩余饭菜　平时要注意饮食卫生,学会辨别和采购新鲜、卫生的食物。食物生熟要分开,彻底煮熟食物,尤其对于畜、禽、蛋和水产品等微生物污染风险较高的食品。隔顿、隔夜的剩饭在食用前须彻底再加热,合理储存食物,避免食物不新鲜或变质。选择安全卫生的就餐点和购买点。

第二节　老年人营养素养问卷

营养素养与膳食的摄入有密切联系,从而影响慢性病的患病风险。老年人由于消化道、胸腺等脏器功能减退以及对各种营养物质代谢能力的下降,患慢性病的风险明显高于其他年龄段的成年人。老年人营养不良的发生与营养素养、不健康饮食行为密切相关,可通过营养管理等干预手段改善老年人的营养状况。因此,掌握正确的营养知识,形成健康的饮食行为对促进老年人健康具有重要意义,针对老年人制定专门的营养素养评价工具是有必要的。

遵循营养素养评价工具制定流程(图1-3-1),营养素养项目组于2018—2021年完成制定了老年人营养素养问卷(nutrition literacy questionnaire for the Chinese elderly,NLQ-E),并进行了信度和效度评价。本评估工具将专业的营养学知识进行简化,使老年人能高效率地接受营养知识,并在包含了基本知识与理念、健康生活方式与饮食行为、基本技能分类这几方面能力考核的基础上,突出对饮食行为的考察,同时考虑中国多地域饮食文化的差异性,突出中国特色。注重技能考核的同时,侧重饮食行为作为素养的最终表现形式,可以全面有效地评估中国老年人群营养素养水平。

一、适用对象

适用于60岁及以上生活能自理的老年人;无认知及记忆相关疾病,有阅读和表达能力,与调查人员无障碍沟通者。

二、问卷结构

根据前期建立的中国老年人营养素养核心信息框架,构建中国老年人营养素养评价问卷(表 7-2-1),问卷由两部分组成:第一部分为受访者基本情况,包括受访者的年龄、性别、民族、籍贯、受教育程度和慢性病病史;第二部分为中国老年人营养素养评估量表,包含 25 个题目,量表设计采用 Likert-5 分题,每个题目得 0~4 分,如"非常不赞同、不赞同、一般、赞同、非常赞同",营养与健康行为维度中涉及食物食用频率的部分根据《中国老年人膳食指南(2022)》中的推荐频率设置,如"0 天、1~2 天、3~4 天、5~6 天、7 天",得分越高代表受访者具有越高的营养素养。

表 7-2-1 老年人营养素养问卷

1. 您是否赞同以下说法?	非常不赞同	不赞同	一般	赞同	非常赞同
(1)合理营养对延缓衰老和保证老年人健康没有用处	①	②	③	④	⑤
(2)老年人消化能力下降,不应该摄入过多的食物	①	②	③	④	⑤
(3)老年人胃口下降,可以将饭菜做得重口味一些	①	②	③	④	⑤
(4)老年容易出现肌力减退,引起跌倒、失能,导致生活质量下降,应该多吃优质蛋白质,如鱼肉、大豆	①	②	③	④	⑤
(5)只有处于生长发育阶段的儿童需要补钙,老年人不再长身体因此不需要补钙	①	②	③	④	⑤
(6)应该主动参与买菜、洗菜、择菜、做饭等烹饪活动	①	②	③	④	⑤
(7)和家人朋友一起就餐可促进幸福感,也能促进食欲	①	②	③	④	⑤
(8)一位 100 斤的老年人在 30 天之内体重降低了 5 斤,是正常的体重减轻,不用特别注意	①	②	③	④	⑤

2. 请将下列食物对应的序号填写至属于它们的食物分类表格中,例如:橘子属于蔬菜水果类,应该在蔬菜水果类对应的表格中填写相应的序号。

①橘子　　　②菜籽油　　　③牛肉　　　④杏仁　　　⑤荞麦

谷薯类	蔬菜水果类	畜禽鱼蛋类	奶豆坚果类	油脂类
	①			

续表

3. **请您回忆一下最近一周所吃的食物,根据实际情况勾选平均每天吃以下食物的种类。**
例如李奶奶昨天吃了馒头、米饭、芸豆、红薯,那么她吃了 4 种谷薯杂豆类食物;她还吃了苹果、白菜、西红柿,则她吃了 3 种蔬菜水果类食物。

食物类别	种类数量		
a. 谷薯杂豆	≥3	①是□	②否□
b. 蔬菜水果	≥4	①是□	②否□
c. 畜禽鱼蛋	≥3	①是□	②否□
d. 奶豆坚果	≥2	①是□	②否□

4. **请您回忆一下最近一周的饮食,根据实际情况回答下列问题。**

您过去一周内有几天吃了以下食物	0 天	1~2 天	3~4 天	5~6 天	每天
(1)早餐	①	②	③	④	⑤
(2)粗杂粮(薯类、杂豆、玉米、燕麦、糙米等)	①	②	③	④	⑤
(3)鱼/禽/蛋/瘦肉	①	②	③	④	⑤
(4)蔬菜超过 300g(6 两)	①	②	③	④	⑤
(5)水果超过 200g	①	②	③	④	⑤
(6)牛奶、酸奶、奶粉或奶酪(不包括优酸乳、营养快线等乳饮料)	①	②	③	④	⑤

5. **您过去一周平均每天喝多少杯水?（1 杯 =200ml）**

①不知道　　②1~2 杯　　③3~4 杯　　④5~6 杯　　⑤7 杯及以上

6. **过去一个月,您每周有几天累计户外运动时间超过 30 分钟?**

①不运动　　②1~2 天　　③3~4 天　　④5~6 天　　⑤每天

7. **您认为一般每天吃盐不超过多少,才能预防高血压?**

①3g　　②5g　　③9g　　④12g　　⑤不知道

8. **如果邻居给您推荐了某种养生技巧,您会怎么做?**
①邻居介绍的肯定没问题,完全接受
②凭借自己的经验判断合不合理再选择性接受
③咨询专业人士后,根据专业人士的建议再选择性接受
④从来不信这些养生技巧,完全不接受
⑤不知道怎么办

续表

9. **有推销员给您推荐保健品时,您会怎么做?**
　　①只要是保健品就是好的,直接吃就好
　　②仔细阅读保健品说明书,看是否适合自己吃
　　③上网查找资料,根据网上的推荐选择吃不吃
　　④咨询医生、营养师或其他专业人士再决定吃不吃
　　⑤从来不吃保健品

10. **一个中等大小的鸡蛋重量大约为多少?**

　　①5g 左右　　②50g(1 两)　　③100g(2 两)　　④200g(4 两)　　⑤不知道

11. **我们通常用"把"来估计茎叶类蔬菜的份量。一个 60 岁以上的老年人每天需要吃 300~500g 蔬菜,请问相当于几把茎叶类蔬菜?**

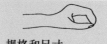

规格和尺寸:
食指与拇指弯曲接触
可拿起的量

　　①0~2 把　　②3~5 把　　③6~8 把　　④9~10 把　　⑤不知道

12. **下图为某牛奶的营养标签,请阅读该营养标签并回答问题。**

项目	每 100 毫升(ml)	营养素参考值 %/NRV%
能量	277KJ	3%
蛋白质	3.2g	5%
脂肪	3.8g	6%
碳水化合物	4.8g	2%
钠	53mg	3%
钙	135mg	17%

在食品营养标签中,"营养素参考值 %/NRV%"是指 100g/ml 该食品所含营养成分占每日参考摄入量的百分比,那么,如果只靠喝该牛奶来摄入钙,大约喝多少可以满足我们一天需要的钙? (估算即可)

　　①200ml　　②400ml　　③600ml　　④800ml　　⑤不知道

13. **当您在家里做饭时,您会如何处理肉类、蔬菜?**
　　①蔬菜和生肉应该与熟肉、凉菜用不同的砧板
　　②用同一把刀切蔬菜和凉菜
　　③切生肉的砧板,洗过后可以切熟肉
　　④切完蔬菜的刀,洗过后可以切熟肉
　　⑤不知道

三、评价方法及说明

本问卷为自填式问卷。所有题目依据正确程度由低到高赋分。问卷设计采用 Likert-5 分题,每个题目得 0~4 分,可以评价营养素养总分,也可以分析不同领域得分情况。核心信息对应题目(题号)如表 7-2-2 所示。

营养素养评分标准(界值)的制定一般需以整体膳食质量作为结局变量,采用受试者工作特征曲线(ROC 曲线)方法进行。由于尚未应用 NLQ-E 进行大样本人群验证性测评,因此,目前还无法提出老年人营养素养水平(具备营养素养)的适宜界值。

表 7-2-2　老年人食物营养素养问卷核心信息对应题目

领域	维度	核心信息	题目
认知	食物营养相关知识与理念	1. 合理营养是延缓衰老和保证老年人健康的基石	1(1)
		2. 了解食物分类及其营养价值	2
		3. 积极进食,摄入充足的食物,预防营养缺乏	1(2)
		4. 积极预防肌肉衰减和骨质疏松,减少慢性病发生	1(4),1(5)
		5. 时常监测体重变化,维持适宜体重	1(8)
		6. 积极主动参与烹饪过程,主动与家人或朋友一起进餐	1(6),1(7)
行为技能	行为	7. 食物多样,平均每天摄入 12 种以上的食物	3
		8. 食物细软,细嚼慢咽,少量多餐,规律进餐,吃好早餐	4(1)
		9. 谷类为主,增加全谷物和杂豆类食物的摄入	4(2)
		10. 摄入足够的优质蛋白质,鱼禽蛋肉要足量	4(3)
		11. 餐餐有蔬菜,天天吃水果	4(4),4(5)
		12. 合理选择高钙食物,保证奶豆摄入	4(6)
		13. 少盐少油少糖,每天食盐不超过 5g	1(3),7
		14. 主动足量饮水,首选温热白水	5
		15. 积极参与户外活动,运动要量力而行,适量抗阻运动	6
	技能	16. 关注营养健康信息,甄别和应用正确的信息	8
		17. 学会估算食物份量,合理搭配食物	10,11
		18. 学会阅读食品标签,合理选择食品	12
		19. 在营养师和医生的指导下,合理利用营养强化食品或营养素补充剂	9
		20. 注意饮食卫生,学会合理利用剩余饭菜	13

四、信度和效度评价

信度评价结果显示,对 NLQ-E 的三个维度:基本知识与理念、营养与健康行为和基本技能,进行内部一致性检验,三个维度的 Cronbach'α 系数范围为 0.626~0.727,行为和基本技能部分 >0.7,表示问卷整体信度可接受,行为和基本技能部分信度较好。进行分半信度检验,两部分相关系数为 0.521>0.5,Spearman-Brown 系数为 0.685,Guttman 分半系数为 0.680,说明分半信度程度可接受,表明 NLQ-E 具有较好的内部一致性。

内容信度评价显示,基本知识与理念、营养与健康行为和基本技能三个维度的得分与总得分之间的 Pearson 相关系数范围为 0.559~0.720,均 >0.3,相关性较强;且各维度间得分均呈现明显的相关性($P<0.05$),表明 NLQ-E 内容效度较好。

验证性因子分析 NLQ-E 的整体拟合系数发现,χ^2/df 的值为 4.750,小于 5,适配可接受;RMSEA 为 0.045,小于 0.08,适配理想,PCFI 值为 0.776>0.5,适配可接受,PCFI 值为 0.759>0.5 适配可接受。综合来看,NLQ-E 的基本知识与理念、营养与健康行为、基本技能整体模型适配良好。

第三节　老年人营养素养评价

老年人群的营养风险可能发生在衰老和疾病的不同阶段,个人的营养摄入量受很多因素影响,如年龄、性别、经济状况、饮食行为、情绪、文化背景、疾病健康状况以及获得和吸收营养素的能力。要提升老年人健康水平,实现健康老龄化,应定期对老年人营养状况进行精准评估,及时发现老年人群营养问题,提高老年人的营养素养。然而到目前为止,我国老年人营养素养水平及其关键影响因素尚不明确。营养素养项目组前期构建了信度和效度较好的老年人营养素养评价工具。在此基础上,对老年人营养素养水平进行评价,并探索其相关因素,可为进一步的营养教育和老年营养改善提供干预目标和干预路径。

一、老年人营养素养水平

营养素养项目组于 2020 年采用方便抽样法在北京、河北、河南、山东、天津等地区选取 60 岁及以上老年人 1 490 人,使用已建立的老年人营养素养问卷(NLQ-E)进行调查,使用描述性统计分析描述研究对象的社会人口学信息(年龄、性别、BMI、受教育程度)、营养素养得分情况,以 80 分及以上判定为具有营养素养,评价老年人群营养素养水平现状。本次调查纳入的研究对象共计 1 490 人,其中女性 1 176 人(78.93%),男性 314 人(21.07%)。平均年龄为 68.60(68.60 ± 5.54)岁,其中最大 89 岁。BMI 平均值为 25.23(25.23 ± 4.51)kg/m²。老年人营养素养平均得分(65.95 ± 10.93)分,其中最高分 93 分,最低分 31 分,9.87% 的老年人具有营养素养(≥80 分)。

在基本知识与理念方面,大部分老年人不了解老年人需要积极进食,也对积极预防肌肉衰减理解不足。在健康生活方式与饮食行为方面,80.74% 的老年人能做到每天吃 3 种及以上谷薯杂豆类,76.17% 的老年人能做到每天吃 4 种及以上蔬菜水果类,仅 56.91% 的老年人能做到每天吃 3 种及以上畜禽鱼蛋类、59.87% 的老年人能做到每天吃 2 种及以上奶豆坚果类,表明老年人在选择膳食时种类比较单一。在基本技能方面,整体表现不是特别理想,表明老年人群对于基本技能的掌握较差,亟须提高该方面的能力。

目前国内并没有基于老年人的营养素养问卷,已有调查研究往往是对营养素养的部分维度或部分条目进行评价,方法学存在不一致,因此数据间几乎不具备可比性。2017 年我国 60~69 岁老年人健康素养只有 7.74%,其中科学健康观素养只有 31.18%,仍处于较低水平。我国老年人的总体健康素养水平低,农村地区老年人的健康素养有待提升,其中 65 岁及以上老年人的健康素养水平最低,约 3.81%。2015 年《中国老年人群营养与健康报告》指出:我国老年人存在营养缺乏和营养过剩双重负担,老年人群营养风险整体较高,48.4% 的老年人营养状况不佳。目前老年人生活上得不到很好的照顾、营养素养不高、饮食不合理、饮食行为不健康、精神总处于紧张状态、缺乏锻炼、缺乏营养知识、长期睡眠休息不足、长年患有慢性病等均容易导致营养不良。老年人对膳食指南的知晓率为 41.4%,膳食宝塔的知晓率为 23.4%,控盐知晓率为 57.5%,控油知晓率为 54.1%,且仅有 11.5% 的老年人了解每日食盐摄入指标,0.92% 的老年人了解每日烹调油用量指标;仅 20% 的老年人知道,水果蔬菜吃得太少、缺乏锻炼易患慢性病。国内学者采用自行设计问卷对宁波、福州、温州等地老年居民对营养与疾病关系、了解膳食指南、健康生活行为等营养相关知识进行调查,营养知识知晓率在 52%~59% 之间。而一项国外老年慢性病患者营养素养评估研究中,营养素养得分低(分数 <25 分)的患者中高血压者占比极高,为 95.1%;心血管疾病死亡人数的 25.2% 也与患者高盐饮食有关。

二、老年人营养素养相关因素

按照营养素养概念框架,营养素养是连接个人、食物、环境的中间桥梁,受个体特征和食物环境的影响。

本项目组 2020 年调查结果显示,年龄、文化程度是营养素养的相关变量。年龄与营养素养水平呈负相关;文化程度与营养素养水平呈正相关,这与全国老年人健康素养的影响因素类似。本项目在湖南省郴州市调查发现,郴州市城区老年人营养知识水平评价得分为(14.26 ± 4.36)分,营养知识知晓率为 50.93%。不同文化程度的老年人营养知识水平有显著性差异,小学及以下学历的老年人营养知识得分显著低于初中及以上学历的老年人（$P<0.05$）。老年人大多文化程度较年轻人低，接受新事物速度较慢，理解能力也比较弱，在短期内提升老年人的营养素养水平有很大难度。因此，如何解决因为文化程度影响营养素养水平是必须考虑的。

许多文章采用多因素 Logistic 回归模型分析老年人健康素养水平的影响因素。从全国性的数据分析看，文化程度、地区、性别是主要的影响因素。文化程度对老年人健康素养水平的影响比较大，而且是首要因素，这是所有文献提到的一个共性因素。仅从 2017 年的数据看，不识字或少识字的老年人健康素养水平仅为 2.29%，而大专或本科以上的老年人健康素养水平则为 25.82%，相差约 20 个百分点。文化程度与居民健康素养水平呈正相关，文化程度越高健康素养水平越高。

此外，老年人的营养摄入量受很多因素影响，如性别、经济状况、饮食行为、情绪、文化背景、疾病健康状况以及获得和吸收营养素的能力、医疗资源、公共服务等，这些影响因素在短时间内是无法消除的。

三、老年人营养素养与膳食质量、健康状况的关系

多项研究表明，营养素养与膳食质量密切相关，是其重要的预测指标。营养素养水平较高的人往往摄入更多的蔬菜水果和更少的高脂肪食物。

本项目组 2020 年调查结果显示，有 1 049 名（70.40%）研究对象存在老年多病情况，经过年龄、性别、BMI、受教育程度调整后，营养素养得分与老年多病情况的 OR 值为 0.965（95%CI：0.954~0.976），说明营养素养得分每增加 1 分，老年多病情况的发生风险就会减少 3.5%（$P<0.05$）。本项目组在湖南省郴州市的调查发现，每天吃乳制品的老年人营养知识水平显著高于乳制品摄入不足的老年人[（16.73±3.96）分 vs（13.97±4.32）分，$P<0.05$]。每 30 天称 1 次以上体重的老年人营养知识得分为（16.03±3.90）分，高于称量体重频率低于 30 天的老年人[（13.67±4.36）分]，差异具有统计学意义（$P<0.05$）。廖标等对湖南省长沙市不同养老机构及社区的老年人进行问卷调查发现，老年人营养知识水平较低，营养态度有欠缺且存在不健康营养行为。

老年人容易缺乏营养健康知识，尤其对于饮食与疾病之间的关系。吴汉奇等调查中仅有一半的老年人具有营养知识，而其中仅 7.3% 是从宣传资料获得的营养知识，部分老年人的饮食行为也不容乐观，存在膳食结构不合理现象。侯煜等调查显示，存在营养不良风险的老年人比例高达 65%，而通过营养教育后，老年人的营养指标结果有所好转，该结果与以往研究结果一致。一项西安市老年人膳食行为的调查中，通过对文化水平、职业、家庭收入、营养知

识、膳食态度等因素的分析,认为营养知识和膳食态度是影响健康的最主要因素。

因此,应该加强对老年人的营养教育与指导,提高老年人的营养素养,树立健康饮食行为,促进老年人健康,提高老年人的生活质量。

(张召锋 王若愚)

参考文献

[1] 杨月欣,葛可佑.中国营养科学全书[M].2 版.北京:人民卫生出版社,2019.

[2] 中华人民共和国卫生和计划生育委员会.中国公民健康素养——基本知识与技能释义(2015 年版)[M].北京:人民卫生出版社,2017.

[3] 中国营养学会.中国居民膳食指南(2022)[M].北京:人民卫生出版社,2022.

[4] 黎牧夏,朱文丽,许雅君,等.居民营养素养评价工具的研究及应用[J].中华预防医学杂志,2020,54(10):1031-1034.

[5] 夏娟,张玲.营养素养定义及其测评工具研究现状[J].卫生研究,2021,50(04):698-704.

[6] 赵杰,王继伟,邵春海,等.营养素养及其评价工具研究进展[J].中华预防医学杂志,2018,52(03):328-331.

[7] 谭雨薇,周雅琳,许雅君.营养素养调查现况及评价工具研究进展[J].中华预防医学杂志,2020,54(10):1146-1151.

[8] YUEN E Y N,THOMSON M,GARDINER H. Measuring Nutrition and Food Literacy in Adults:A Systematic Review and Appraisal of Existing Measurement Tools [J]. Health Lit Res Pract,2018,2(3):e134-e160.

[9] AIHEMAITIJIANG S,YE C,HALIMULATI M,et al. Development and Validation of Nutrition Literacy Questionnaire for the Chinese Elderly [J]. Nutrients,2022,14(5):1005.

[10] AMOUZANDEH C,FINGLAND D,VIDGEN H A. A Scoping Review of the Validity, Reliability and Conceptual Alignment of Food Literacy Measures for Adults [J]. Nutrients, 2019,11(4):801.

[11] VETTORI V,LORINI C,GIBBS H D,et al. The Nutrition Literacy Assessment Instrument for Italian Subjects,NLit-IT:Exploring Validity and Reliability [J]. Int J Environ Res Public Health,2021,18(7):3562.

[12] 陈圆圆,杨春军,王冬梅,等.营养素养评价工具的汉化及在糖尿病患者中的信效度研究:基于 CTT 和 Rasch 模型的分析[J].中国全科医学,2020,23(26):3342-3347.

[13] LIAO Z Y,ZHANG Y Q,YANG J,et al. Establishment of nutrition literacy core items for Chinese old people [J]. Zhonghua Yu Fang Yi Xue Za Zhi,2020(54):1075-1080.

[14] DOUSTMOHAMMADIAN A,OMIDVAR N,KESHAVARZ-MOHAMMADI N,et al. Developing and validating a scale to measure Food and Nutrition Literacy(FNLIT)in elementary school children in Iran [J]. PLoS One,2017,12(6):e0179196.

[15] PATEL P,PANAICH S,STEINBERG J,et al. Use of nutrition literacy scale in elderly minority population [J]. J Nutr Health Aging,2013,17(10):894-897.

[16] 廖章伊,杨娇,张雅琴,等.郴州市 60 岁以上城区老人营养知识与饮食行为调查[J].

中国食物与营养,2021,27(4):85-88.

[17] 魏潇琪,赵丽云,于冬梅,等. 国内外老年人膳食模式及影响因素相关研究进展[J]. 中国食物与营养,2022,28(2):58-65.

[18] ROTH G A,ABATE D,ABATE K H,et al. Global,regional,and national age-sex-specific mortality for 282 causes of death in 195 countries and territories,1980—2017:a systematic analysis for the Global Burden of Disease Study 2017 [J]. Lancet,2018,392(10159): 1736-1788.

[19] ESCOTT-STUMP S A. Our nutrition literacy challenge:Making the 2010 dietary guidelines relevant for consumers [J]. J Am Diet Assoc,2011,111(7):979.

[20] HEIMBURGER D C,INTERSOCIETY PROFESSIONAL NUTRITION EDUCATION CONSORTIUM. Bringing physician nutrition specialists into the mainstream:rationale for the Intersociety Professional Nutrition Education Consortium [J]. Am J Clin Nutr,1998,68 (4):894-898.

[21] GIBBS H D,BECK E F,GAJEWSKI B,et al. The nutrition literacy assessment instrument is a valid and reliable measure of nutrition literacy in adults with chronic disease [J]. J Nutr Educ Behav,2018,50(3):247-257.

第八章

营养素养评价小程序使用说明

为了方便营养素养评价工具使用,项目组开发了"国民营养素养评价应用程序"。用户通过微信扫描二维码即可填写问卷进行营养素养水平的评估,问卷填写后,即时给出评估结果,以便用户对照营养素养核心信息提升营养素养水平。

一、通用模块

扫描二维码可查看营养素养各个模块测试,用户可根据自身情况选择问卷进行营养素养评价(图 8-0-1)。

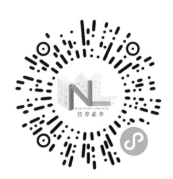

图 8-0-1 国民营养素养评估通用评价模块

二、一般人群营养素养评价

一般人群营养素养主要指 15~60 岁人群,针对基本知识及理念、健康生活方式与饮食行为、基本技能三个方面展开评估。

用户使用微信扫描下方二维码填写基本信息后进入测试(图 8-0-2),根据自身状况填写问卷,填写完成后提交问卷即可得出营养素养情况,评估结果分为"优秀""良好""中等""及格""不及格"五种结果,可对照一般人群营养素养核心信息提升自身营养素养状况。

三、学龄儿童营养素养评价

学龄儿童营养素养评价根据学生的年级分为3~4年级、5~6年级、7~9年级三份评价问卷,学生根据年级选择问卷进行测评。

问卷主要针对食物营养的认知、技能等方面展开测评,充分评估学龄儿童的营养素养情况。

学生可使用微信扫描下方二维码进入问卷(图 8-0-3,图 8-0-4,图 8-0-5),如不方便使用手机,可由家长或老师协助,填写基本信息后进入测评,根据自身情况填写问卷,填写完成后提交问卷即可得出营养素养情况,评估结果分为"优秀""良好""中等""及格""不及格"五种结果,可对照学龄儿童营养素养核心信息提升自身营养素养状况。

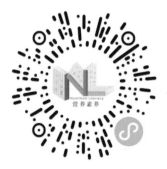

图 8-0-2　一般人群营养素
养评价

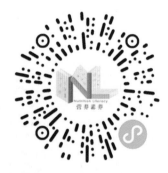

图 8-0-3　3~4 年级学龄儿
童营养素养评价

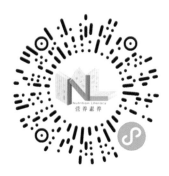

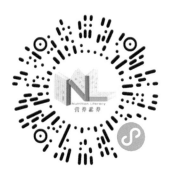

图 8-0-4 5~6 年级学龄儿
童营养素养评价

图 8-0-5 7~9 年级学龄儿
童营养素养评价

四、孕期妇女营养素养评价

通过知识维度、行为维度、技能维度三个维度对孕期妇女的营养素养情况
进行评估。

用户使用微信扫描下方二维码填写基本信息后进入测评(图 8-0-6),根据
自身情况填写问卷,填写完成后提交问卷即可得出营养素养情况,评估结果分
为"优秀""良好""不及格"三种结果,可对照孕期妇女营养素养核心信息提
升自身营养素养状况。

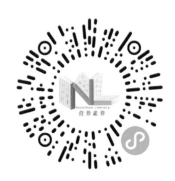

图 8-0-6 孕期妇女营养素养评价

五、哺乳期妇女营养素养评价

哺乳期妇女营养素养调查问卷分为基本知识与理论、膳食行为和生活方
式、基本技能三个维度。

用户使用微信扫描下方二维码填写基本信息后进入测评(图 8-0-7),根据自身情况填写问卷,填写完成后提交问卷即可得出营养素养情况,评估结果分为"优秀""良好""不及格"三种结果,可对照哺乳期妇女营养素养核心信息提升自身营养素养状况。

六、老年人营养素养评价

老年人营养素养评价适用于 60 岁以上老年人群,用户使用微信扫描下方二维码填写基本信息后进入测评(图 8-0-8),如不方便使用智能手机,可请家人代为填写,进入测评后根据自身情况填写问卷,填写完成后提交问卷即可得出营养素养情况,评估结果分为"优秀""中等""及格""不及格"四种结果,可对照老年人营养素养核心信息提升自身营养素养状况。

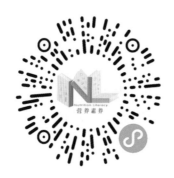
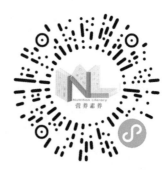

图 8-0-7　哺乳期妇女营养素养评价　　图 8-0-8　老年人营养素养评价